Leitlinien
der Gynäkologie
und Geburtshilfe

Band II
Gynäkologische Endokrinologie
Fortpflanzungsmedizin

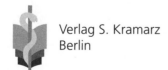
Verlag S. Kramarz
Berlin

Deutsche Gesellschaft
für Gynäkologie und
Geburtshilfe e.V.

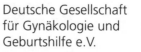

Anmerkungen

Leitlinien sind mit (S1), (S2) oder (S3) gekennzeichnet, entsprechend ihrem Grad an Evidenz und Konsens; sie sind zusätzlich mit einer Katalognummer der Arbeitsgemeinschaft wissenschaftlich-medizinischer Fachgesellschaften (AWMF) versehen (siehe 3-Stufen-Prozess, Band I, S. 10).

Dokumente ohne Leitliniencharakter sind als „Konsensuspapier", „Empfehlung", „Stellungnahme" etc. gekennzeichnet.

Die Leitlinien-Arbeit erfolgt kontinuierlich. In den Fällen, in denen eine Überarbeitung oder auch eine neue Leitlinie demnächst zu erwarten ist, wurde dies in den hier vorgelegten Bänden gekennzeichnet. Der aktuelle Stand ist den Homepages der DGGG und der AWMF zu entnehmen.

Alle hier vorgestellten Leitlinien wurden von der Leitlinienkommission und dem Vorstand der DGGG bestätigt.

Haftungshinweis

Die Leitlinien und Empfehlungen der DGGG sind systematisch entwickelte Hilfen für Ärzte. Sie gelten für Standardsituationen, dienen der Entscheidungsfindung in spezifischen Diskussionen und berücksichtigen die aktuellen wissenschaftlichen Erkenntnisse und in der Praxis bewährte Verfahren zum Zeitpunkt der Publikation. Leitlinien sorgen für mehr Sicherheit in der Medizin, sollen aber auch ökonomische Aspekte berücksichtigen. Durch die Leitlinien soll die Methodenfreiheit des Arztes nicht eingeschränkt werden. Leitlinien sind für Ärzte rechtlich nicht bindend und haben daher weder haftungsbegründende noch haftungsbefreiende Wirkung. Für die Richtigkeit insbesondere von Dosierungsangaben und Zeitintervallen kann von Autoren, DGGG und Verlag keine Verantwortung übernommen werden.

CIP-Titelaufnahme der Deutschen Bibliothek

Leitlinien der Gynäkologie und Geburtshilfe
Hrsg. von der Deutschen Gesellschaft für Gynäkologie und Geburtshilfe e.V. (DGGG)
Leitlinienkoordinator: Prof. Dr. med. Rolf Kreienberg

Leitlinienkommission der DGGG: Mitglieder der Leitlinienkommission siehe Band I, S. 8

ISBN 9-783941-130098

© 2010 by Deutsche Gesellschaft für Gynäkologie und Geburtshilfe e.V., Berlin
und Verlag S. Kramarz, Berlin

Gestaltung und Satz: Corinna Märting, Berlin
Lektorat: Dr. A. Kronenberg, Stadtlohn

Printed in Germany by CPI books, Leck

Inhaltsverzeichnis

Band II

Die Nummerierungen der Leitlinien beziehen sich auf das Leitlinienregister der DGGG (www.dggg.de).

Antikonzeption

Neue Leitlinie „Antikonzeption" in Vorbereitung.

| Federführende Fachgesellschaften | Deutsche Gesellschaft für Gynäkologie und Geburtshilfe Deutsche Gesellschaft für Gynäkologische Endokrinologie und Fortpflanzungsmedizin |

DGGG Leitlinienregister 2010	2	Gynäkologische Endokrinologie und Fortpflanzungsmedizin
	2.1	Gynäkologische Endokrinologie
	2.1.2	Kontrazeption bei Frauen mit Typ-1- und Typ-2-Diabetes mellitus sowie Frauen nach Schwangerschaften mit Gestationsdiabetes
AWMF Leitlinienregister	015/037 (S1)	

Deutsche Gesellschaft für Gynäkologie und Geburtshilfe (DGGG),
Arbeitsgemeinschaft Materno-fetale Erkrankungen (AGMFM),
Arbeitskreis Mütterliche Erkrankungen, Deutsche Diabetes Gesellschaft (DDG),
Arbeitsgemeinschaft Diabetes und Schwangerschaft

Kontrazeption bei Frauen mit Typ-1- und Typ-2-Diabetes mellitus sowie Frauen nach Schwangerschaften mit Gestationsdiabetes

In Abstimmung mit dem Vorstand der AG Pädiatrische Diabetologie der DDG wird betont, dass die Empfehlung auch für Diabetikerinnen in der Adoleszenz gilt. Vor der Erstverordnung wird eine gynäkologische Konsultation dringend empfohlen.

2.1.2 Kontrazeption bei Frauen mit Typ-1- und Typ-2-Diabetes mellitus sowie Frauen nach Schwangerschaften mit Gestationsdiabetes

7

Inhaltsverzeichnis

1 Einführung

Die individuelle kontrazeptive Beratung für Frauen mit Diabetes mellitus und Frauen bei Zustand nach Gestationsdiabetes (GDM) ist ein integraler Bestandteil des komplexen Betreuungskonzeptes.

Wegen der bekannten Reduzierung der Fehlbildungshäufigkeit bei den Kindern diabetischer Mütter ist die geplante Schwangerschaft nach präkonzeptioneller Stoffwechseloptimierung deklariertes Hauptziel für Diabetikerinnen. Desgleichen sollte eine eventuell erforderliche Sanierung bzw. Behandlung diabetesspezifischer Komplikationen (z. B. Retinopathie, Nephropathie mit und ohne Hypertonie, Neuropathie, koronare Herzerkrankung und andere Makroangiopathien) vor einer geplanten Schwangerschaft erfolgen. Hieraus resultiert für diese Patientengruppe die besondere Bedeutung einer sicheren Kontrazeption.

Neben den bekannten Forderungen an kontrazeptive Methoden, wie die Wirksamkeit bei hoher Sicherheit, gemessen am Pearl-Index, und die Unschädlichkeit bei nutzerfreundlicher Anwendbarkeit, muss bei Diabetikerinnen ein möglicher Einfluss der Methode auf den Stoffwechsel, insbesondere den Kohlenhydrat- und Fettstoffwechsel, und die Berücksichtigung diabetesspezischer Komplikationen berücksichtigt werden. In die Beratung sollte zudem die voraussichtlich geplante Dauer der Anwendung einer Methode einbezogen werden.

Bei Nachweis von schweren Spätkomplikationen im Mikro- und Makroangiopathiebereich sollte, in Abhängigkeit vom Ausmaß, wegen hoher Risiken der Verzicht auf eine Schwangerschaft diskutiert werden. Hier rückt die irreversible Kontrazeption in den Vordergrund.

Im Folgenden werden die einzelnen kontrazeptiven Methoden dargestellt. Es wird eine Empfehlung zur Anwendung bei Typ-1- und Typ-2-Diabetikerinnen sowie bei Frauen nach Gestationsdiabetes auf der Grundlage der gegenwärtigen Fachliteratur gegeben. Bei der Beratung sollten das Alter und die weitere Familienplanung mit bedacht werden.

2 Hormonale Kontrazeption

2.1 Der Einfluss von Gestagenen und Östrogenen auf den Glukose- und Lipidstoffwechsel und das kardiovaskuläre Risiko

Synthetische Gestagene und Östrogene zeigen gegensätzliche Auswirkungen auf den Glukosestoffwechsel. Gestagene hemmen im Muskelgewebe und in den Fettzellen die Aufnahme von Glukose durch eine Verminderung der Insulinwirkung. Der Effekt ist

2.1.2 Kontrazeption bei Frauen mit Typ-1- und Typ-2-Diabetes mellitus sowie Frauen nach Schwangerschaften mit Gestationsdiabetes

9

dosisabhängig: Je 1 mg Anstieg der Dosierung von Norethisteronacetat führt zu einem Anstieg der 1- und 2-Stundenwerte im oralen Glukosetoleranztest um 10 mg/dl (12). In der Leber hingegen fördern Gestagene die Speicherung von Glykogen, zeigen also eher einen insulinanalogen Effekt. Im Gegensatz zu den Gestagenen haben Östrogene einen positiven Effekt auf die Insulinsensitivität im Muskel- und Fettgewebe.

Gestagene führen zu einem Anstieg von LDL zuungunsten der HDL-Fraktion. Östrogenen wird eher ein günstiger Effekt auf den Lipidstoffwechsel zugeschrieben.

Der Netto-Effekt von Kombinationspräparaten auf den Stoffwechsel ist abhängig von der Ratio der metabolischen Potenz der Östrogen- und Gestagenderivate. Bei Präparaten mit neueren Gestagenen oder niedrig dosierten Gestagenen der älteren Generationen überwiegt der metabolische Effekt der Östrogene. Bei gesunden Frauen wurden nur minimale Auswirkungen auf den Glukosestoffwechsel sowie keine ungünstigen Veränderungen des Gesamtcholesterins, der HDL- und LDL-Fraktion beobachtet (14, 15). Im Gegensatz zu älteren Präparaten mit höher dosierter Levonorgestrelkomponente wurde bei neueren Präparaten eher eine Senkung der LDL- und Anstieg der HDL-Fraktion gesehen (5). Diese Wirkung wird dem dominierenden Effekt der Östrogenkomponente zugeschrieben.

Östrogene (in oralen Kontrazeptiva Ethinylestradiol = EE) bewirken einen dosisabhängigen Anstieg der Eiweißproduktion in der Leber. Der Angiotensinspiegel steigt um das 3- bis 5-Fache. Für Low-dose-Präparate konnte ein gering erhöhtes Risiko für kardiovaskuläre Erkrankungen bei prädisponierten Frauen in einigen Untersuchungen nachgewiesen werden (6). Das absolute Risiko ist sehr gering und entspricht etwa der Hälfte dessen in der Schwangerschaft. Es kommt jedoch auch bei niedriger Östrogendosierung zu einem geringfügigen Anstieg des Blutdruckes (2).

2.2 Orale hormonale Kontrazeption bei Diabetikerinnen: vorhandene Daten, Empfehlungen und Kontraindikation

2.2.1 Frauen mit Typ-1- und Typ-2-Diabetes mellitus

Es besteht der allgemeine Trend, orale hormonale Kontrazeptiva mit niedriger Hormondosierung zu produzieren. Von diesem Anliegen profitieren auch Frauen mit Diabetes mellitus. Als low-dose bezeichnet man Präparate mit einer Dosierung von Ethinylestradiol < 0,05 mg. Zahlreiche Studien bestätigten den geringen bzw. fehlenden Effekt von Low-dose-Kombinationspräparaten auf den Insulinbedarf bei Frauen mit Typ-1-Diabetes (13). Es wurde eine Verringerung der LDL-Fraktion des Cholesterins beobachtet (13, 16). Das gilt auch für die Einnahme von niedrig dosierten reinen Gestagenpräparaten (Minipille).

Bei Typ-1-Diabetikerinnen mit diabetischen Spätkomplikationen oder übergewichtigen Typ-2-Diabetikerinnen besteht ein über das bei stoffwechselgesunden Frauen hinausgehendes vaskuläres bzw. thromboembolisches Risiko. Es gibt keine prospektiven Langzeitstudien über die Auswirkungen von oralen Kontrazeptiva auf diabetische Spätkomplikationen. Retrospektive Studien zeigten keinen Zusammenhang mit Retinopathie, Hypertonie oder Myokardinfakt, wenn vorbestehende Risiken berücksichtigt wurden (9).

Empfehlungen

Die Einnahme von niedrig dosierten oralen Kombinationspräparaten oder reinen Gestagenpräparaten scheint für Frauen mit Typ-1-Diabetes mellitus ohne schwerwiegende Begleiterkrankungen unbedenklich. Es sollte ein Präparat gewählt werden mit einer möglichst geringen Dosierung eines Gestagens mit geringem androgenem Effekt. Empfehlungen für Frauen mit Typ-2-Diabetes mellitus können nur auf der Grundlage von Daten bei Typ-1-Diabetes gegeben werden, da entsprechende Studien fehlen.

Relative Kontraindikationen

- diabetische Nephropathie ab Stadium III nach Mogensen,
- diabetische Retinopathie jeglicher Ausprägung,
- übergewichtige Frauen mit Typ-2-Diabetes mit einem BMI > 35 kg/m^2,
- arterielle Hypertonie,
- Nikotinabusus,
- autonome Neuropathie.

Möglicherweise sind diese Kontraindikationen gemeinsam durch das erhöhte Thromboembolierisiko infolge der vermehrten Thromboxanproduktion bei Diabetikern begründet, wobei dieses bislang nicht bewiesen ist.

2.2.2 Frauen nach Schwangerschaft mit Gestationsdiabetes

Bei Frauen, die während der Schwangerschaft einen Gestationsdiabetes hatten, muss von einer verringerten Insulinsensitivität auch nach der Schwangerschaft ausgegangen werden, insbesondere, wenn zudem eine Adipositas besteht. Das äußert sich u.a. in einem im Vergleich zur Durchschnittsbevölkerung höheren Risiko, frühzeitig an Typ-2-Diabetes mellitus zu erkranken. Es konnte gezeigt werden, dass die 6-monatige Einnahme von Low-dose-Kombinationspräparaten zwar die Insulinsensitivität geringfügig vermindert, sich die Glukosewerte im oralen Glukosetoleranztest aber nicht verändern (11).

2.1.2 Kontrazeption bei Frauen mit Typ-1- und Typ-2-Diabetes mellitus sowie Frauen nach Schwangerschaften mit Gestationsdiabetes

11

Triphasische Präparate scheinen einen geringeren Effekt zu haben als monophasische. Die jährliche Inzidenz von Typ-2-Diabetes mellitus ist nicht höher als bei Frauen, die nichthormonale Kontrazeptionsmethoden benutzen (8). Die Einnahme von reinen Gestagenpräparaten nach der Entbindung bei stillenden Frauen ist hingegen, abhängig von der Dauer der Einnahme, mit einem deutlich erhöhten Risiko verbunden, einen Diabetes zu entwickeln (8). Während der Stillzeit scheint sich der diabetogene Effekt des Gestagens durch die erniedrigten Östrogenspiegel in der Stillzeit zu potenzieren, was dementsprechend bei Frauen mit vorbestehendem ß-Zelldefekt zu einem erhöhten Risiko für die Entwicklung eines Typ-2-Diabetes führt. Es sollte jedoch wegen des negativen Einflusses auf die Laktation generell bei stillenden Frauen von einer Verordnung von hormonalen Kontrazeptiva Abstand genommen und eher Barrieremethoden empfohlen werden.

Empfehlungen

Die Einnahme von oralen hormonalen Kontrazeptiva ist für Frauen nach Gestationsdiabetes unbedenklich, sowohl in Hinsicht auf die aktuelle Belastung des Glukosestoffwechsels als auch auf das langfristige Diabetesrisiko, mit der Ausnahme von reinen Gestagenpräparaten in der Stillzeit. Zu beachten ist, dass das Neugeborene während der ersten sechs Lebenswochen möglichst ohne Exposition für synthetische Steroidhormone bleibt.

2.3 Hormonale Langzeitkontrazeption

2.3.1 Der Einfluss von hormonaler Langzeitkontrazeption auf den Glukose- und Lipidstoffwechsel

Zur hormonalen Langzeitkontrazeption werden reine Gestagenpräparate in Form von Depotpräparaten, z. B. mit Medroxyprogesteronacetat (DMPA) oder Norethisteron, intramuskulär eingesetzt. Wegen der fehlenden Östrogenkomponente soll das Risiko für Thromboembolien oder Hypertonus nicht erhöht sein. Zu bedenken ist der mögliche Effekt auf den Glukose- und Lipidstoffwechsel. Bei gesunden Frauen kam es unter dem Gebrauch von DPMA zu signifikanten Veränderungen der Glukosetoleranz, wenn auch die Werte im oralen Glukosetoleranztest im Normbereich blieben (4). Die Spiegel von Triglyzeriden und HDL sanken ohne Veränderungen des Gesamtcholesterins oder der LDL-Fraktion (10).

Für Hormonimplantate mit Levonorgestrel (Norplant®) wurde kein Effekt auf den Lipidmetabolismus gezeigt (10). Ob bei Anwendung von Depotgestagenen ein erhöhtes Risiko für Osteoporose besteht, wird kontrovers diskutiert. Im europäischen Raum ist ein Implantat mit 3-Ketodesogestrel auf dem Markt, das für drei Jahre subkutan appliziert wird. Die kontrazeptive Zuverlässigkeit ist hoch (Ovulationshemmung). Das Risiko von extrauterinen Schwangerschaften soll niedrig sein (3).

2.3.2. Frauen mit Typ-1- und Typ-2-Diabetes mellitus: vorhandene Daten und Empfehlungen

Empfehlungen

Da keine Daten für Frauen mit Diabetes mellitus existieren, kann eine hormonale Langzeitkontrazeption nicht als First-line-Kontrazeption bei Diabetikerinnen empfohlen werden. Bei Kontraindikation für Östrogene sollte auf orale Gestagenpräparate zurückgegriffen werden, mit bekannt geringem Stoffwechseleffekt.

2.3.3 Frauen nach Schwangerschaft mit Gestationsdiabetes: vorhandene Daten und Empfehlungen

Es gibt bisher keine veröffentlichten Daten zum Gebrauch von hormonaler Langzeitkontrazeption nach Gestationsdiabetes. Unveröffentlichte Daten (Kjos et al.) zeigten, dass der Gebrauch von DMPA ein unabhängiger Risikofaktor für Diabetes nach einer Schwangerschaft mit Gestationsdiabetes ist. Die kumulative Rate für Diabetes fünf Jahre nach der Schwangerschaft bei Frauen mit Gebrauch von DMPA war signifikant höher als bei Frauen, die orale Kombinationspräparate eingenommen hatten.

Empfehlungen

Bei Frauen nach Schwangerschaften mit Gestationsdiabetes sollte von der Verordnung von hormonaler Langzeitkontrazeption wie Injektaten und Implantaten wegen ungenügender Daten abgesehen werden.

2.4 Überwachungsmodus unter hormonaler Kontrazeption

Vor der Erstverordnung sollten Gewicht, Blutdruck, HbA1c, Nüchtern-Blutglukosewerte und die Nüchternlipide erhoben werden, mit Kontrollen nach dem ersten Zyklus und nach 3–4 Monaten. Danach sind jährliche Kontrollen des Lipidstoffwechsels ausreichend. Regelmäßige Arztkontakte für Folgerezepte sollten genützt werden, um zur Optimierung des Stoffwechsels und Erreichen bzw. Halten des individuell optimalen Körpergewichtes zu motivieren.

3 Intrauterinpessar

Intrauterinpessare (IUP) wurden bei Diabetikerinnen wegen des pelvinen Infektionsrisikos und der möglichen Stoffwechselentgleisung bei Infektionen lange Zeit zurückhaltend verordnet. Eine hohe Rate an Infektionen wurde vornehmlich bei den wirkstofffreien IUPs wie dem Dalcon-Shield beobachtet, das jedoch nicht mehr hergestellt wird. Für die heute gebräuchlichen mit Kupfer versehenen IUPs (Multiload C® und Nova T®) beträgt die Inzidenz für Infektionen 1,6 auf 1000 Frauenjahre mit der höchsten Inzidenz in den ersten 20 Tagen nach Insertion. Nach vier Monaten ist das Infektionsrisiko vergleichbar dem Risiko von Diabetikerinnen ohne Intrauterinpessar. Eine weitere Verringerung des Infektionsrisikos kann durch den Einsatz von Pessaren erreicht werden, welche kontinuierlich Levonorgestrel in das Cavum uteri abgeben (Intrauterinsystem Mirena®/IUS). Die 36-monatige Gesamtrate an pelvinen Infektionen lag bei 0,5 im Vergleich zu 2,0 bei Anwendung eines Kupfer-IUPs (17). Aufgrund der geringen Spiegel von Levonorgestrel im Blut sind die gestagenbedingten Nebenwirkungen auf den Stoffwechsel zu vernachlässigen. Das Auftreten von Infektionen ist zudem abhängig von der Exposition zu sexuell übertragbaren Erkrankungen. Wesentlicher Vorteil des IUS ist die Therapie von Menorrhagien und Dysmenorrhoe.

Zahlreiche prospektive Studien zeigten bei Frauen mit Typ-1- und Typ-2-Diabetes mellitus keine erhöhte Rate an Infektionen, Ausstoßung oder Versagen im Vergleich zu stoffwechselgesunden Frauen (7). Auch Nulliparität stellt nach Ausschöpfung anderer kontrazeptiver Methoden heute nur eine bedingte Kontraindikation für Diabetikerinnen dar.

Empfehlungen

Es bestehen keine Bedenken gegen den Gebrauch von Intrauterinpessaren bei Diabetikerinnen, da ein erhöhtes Risiko für Komplikationen bei Diabetikerinnen nicht nachgewiesen wurde. Die gleiche Empfehlung gilt für Frauen nach Gestationsdiabetes.

---

4 Vaginale Barrieremethoden, lokale chemische Methoden

Diaphragma und Kondom werden von einem Teil der Paare als wenig nutzerfreundlich empfunden und deshalb abgelehnt. Nicht zuletzt deshalb variiert die Sicherheit der Methoden in weiten Bereichen und ist davon abhängig, ob sie in Kombination mit Spermiziden (Cremes, Ovula) angewandt werden. Bei Nutzung eines Diaphragmas sollte die Frau individuell beraten und in der praktischen Anwendung unterwiesen werden.

5 Zyklusmethoden

Die Lebensdauer einer Eizelle beträgt 24 Stunden, Spermien können bis zu sechs Tagen im weiblichen Genitaltrakt nachgewiesen werden. Daher beschränkt sich die Fruchtbarkeit einer Frau auf sechs Tage vor und einem Tag nach der Ovulation. Zyklusmethoden werden durch die Bestimmung des Ovulationszeitpunktes sicherer (Basaltemperaturmessung, Beobachtung des Zervixschleims, Gonadotropinmessung im Urin). Die Voraussage der Ovulation bleibt unvollkommen. Der Pearl-Index steigt deutlich an, wenn vor der Ovulation ungeschützter Verkehr stattfindet.

Bei Zyklusunregelmäßigkeiten verlieren die Zeitwahlmethoden ihren Wert. Abhängig vom Alter und von der Stoffwechseleinstellung, haben nur 60–80% der Diabetikerinnen einen regelmäßigen Zyklus. Aus diesem Grunde kann die Zyklusmethode im Sinne einer sicheren Kontrazeptionsmethode gerade bei Diabetikerinnen nicht empfohlen werden. Zeitwahlmethoden wurden bisher bei Diabetikerinnen nicht systematisch untersucht.

6 „Pille danach"

Die hormonelle Kontrazeption durch die „Pille danach" erfordert die Einnahme einer relativ hohen Dosis von Levonorgestrel innerhalb von 72 Stunden. Sie sollte der Ausnahmesituation vorbehalten bleiben. Diabetikerinnen sollten auf diese Möglichkeit hingewiesen werden. Übelkeit als Nebenwirkung kann eine Anpassung der Insulindosis erfordern.

7 Irreversible Kontrazeption

Die Indikation zur irreversiblen Kontrazeption durch Tubensterilisation per laparoscopiam der Frau unterliegt für die Zielgruppe der Diabetikerinnen den allgemein akzeptierten Kriterien unserer Fachgesellschaften. Es sind dies u. a. die abgeschlossene Familienplanung ab einem Lebensalter von 30 Jahren, aber auch das Vorhandensein so genannter Dauerkontraindikationen für Schwangerschaften, wobei eine Relativierung Letzterer aufgrund des aktuellen medizinischen Fortschritts zu berücksichtigen ist.

Als Technik kommt heute nahezu ausnahmslos die Tubensterilisation per laparoscopiam nach den Empfehlungen der Arbeitsgemeinschaft Gynäkologische und Geburtshilfliche Endoskopie e.v. (AGE) der Deutschen Gesellschaft für Gynäkologie und Geburtshilfe in Betracht.

Bei stabiler Partnerschaft kann die irreversible Kontrazeption des Mannes durch Vasektomie in die Überlegungen einbezogen werden.

Empfehlungen

Die Sterilisation der Frau oder des Partners ist die Methode der Wahl bei abgeschlossener Familienplanung oder ausgeprägtem diabetischem Spätsyndrom nach eingehendem Gespräch mit einem/r auf Diabetes und Schwangerschaft spezialisierten Arzt/in.

---

8 Literatur

1. Burkman RT, Collins JA, Kell Williams J. Current perspectives on oral contraceptive use. Am J Obstet Gynecol 2001; 185 (Suppl 2): S13–23

2. Chasan Taber L, Willett W C, Manson JE et al. Prospective study of oral contraceptives and hypertension among women in the United States. Circulation 1996; 94 (3): 483–489

3. Edwards J, Moore A. Implanon: a review of clinical studies. Br J Fam Plann 1999; 24: 3–16

4. Fahmy K, Khairy M, Allam G, et al. Effect of DMPA of long-acting progestogen-only injectable contraceptives on carbohydrate metabolism and its hormonal profile. Contraception 1991; 44: 419–429

5. Gosland I, Crook D, Simpson R, al e. The effect of different formulations of oral contraceptive agents on lipid and carbohydrate metabolism. N Engl J Med 1990; 323: 1375

6. Heinemann LAJ. Emergine evidence on oral contraceptives and arterial disease. Contraception 2000; 62: 29S–36S

7. Kimmerle R, Weiss R, Berger M et al. Effectiveness, safety and acceptability of a copper intrauterine device in type 1 diabetic women. Diabetes Care 1993; 16: 1227–1230

8. Kjos SL, Peters RK, Xiang A, Thomas D, Schaefer U, Buchanan TA. *Contraception and the risk of type 2 diabetes mellitus in Latina women with prior gestational diabetes mellitus. JAMA 1998; 280: 533–538*

9. Klein B, Moss S, Klein R. *Oral contraceptives in women with diabetes. Diabetes Care 1990; 13: 895*

10. Konje JC, Odukoya OA, Otolorin EO, Ewings PD, Lapido OA. *Carbohydrate metabolism before and after Norplant removal. Contraception 1992; 46: 61–69*

11. Molsted-Pedersen L, Skouby S, Damm P. *Preconception counseling and contraception after gestational diabetes. Diabetes 1991; 40 (Suppl 2): 147–150*

12. Perlman J, Rusell-Briefel R, Ezzati T et al. *Oral glucose tolerance and the potency of contraceptive progestin. J Chronic Dis 1985; 338: 857*

13. Petersen K, Skouby S, Vedel H, Haaber A. *Hormonal contraception in women with IDDM. Influence on glycometabolic control and lipoprotein metabolism. Diabetes Care 1995; 18: 800–806*

14. Runnebaum B, Grunwald K, Rabe T. *The efficacy and tolerability of norgestimate/ethinyl estradiol: Results of an open multicenter study of 59.701 women. Am J Obstet Gynecol 1992; 166: 1963–1968*

15. Spellacy W. *Carbohydrate metabolism during treatment with estrogen, progesteron and low-dose contraceptive preparations. Am J Obstet Gynecol 1982; 142: 732*

16. Steel J, Irivine W, Clarke B. *Contraception for the insulin-dependent diabetic woman: the view from one clinic. Diabetes Care 1980; 3: 557–560*

17. Toivonen J, Luukkainen T, Allonen H. *Protective effect of intrauterine release of levonorgestrel on pelvic infection: three years' comparative experience of levonorgestrel- and copper-releasing intrauterine devices. Obstet Gynecol 1991; 77: 261–264*

Erstfassung	2001
Überarbeitung	2004. Gültigkeit im Jahr 2010 bestätigt.
Beteiligte Fachgesellschaften, Arbeitsgemeinschaften und Organisationen	Deutsche Diabetes Gesellschaft · Arbeitsgemeinschaft Diabetes und Schwangerschaft Deutsche Gesellschaft für Gynäkologie und Geburtshilfe · Arbeitsgemeinschaft Materno-fetale Medizin · Arbeitskreis Mütterliche Erkrankungen Deutsche Gesellschaft für angewandte Endokrinologie Deutsche Gesellschaft für Gynäkologische Endokrinologie und Fortpflanzungsmedizin
Autoren	Dr. med. H. Kleinwechter, Kiel (Sprecher) PD Dr. med. U. M. Schäfer-Graf, Berlin (Sprecherin) PD. Dr. med. Dr. rer. nat. W. C. Burkart, Düsseldorf Dr. med. V. Büber, Berlin Prof. Dr. med. h.c. mult. T. Rabe, Heidelberg Prof. Dr. med. H. Reiher, Berlin Prof. Dr. med. K. Schmidt-Gollwitzer, Berlin Dr. med. M. Sorger, Bonn
Anmerkungen	S1-Leitlinie

DGGG Leitlinienregister 2010	2	Gynäkologische Endokrinologie und Fortpflanzungsmedizin
	2.1	Gynäkologische Endokrinologie
	2.1.3	Diagnostik und Therapie der Endometriose
AWMF Leitlinienregister	015/045 (S1)	

Deutsche Gesellschaft für Gynäkologie und Geburtshilfe (DGGG), Arbeitsgemeinschaft für Gynäkologische Onkologie (AGO), Schweizerische Gesellschaft für Gynäkologie und Geburtshilfe (SGGG), Österreichische Gesellschaft für Gynäkologie und Geburtshilfe (OEGGG), Stiftung Endometriose-Forschung (SEF), Deutsche Gesellschaft für Viszeralchirurgie, Deutsche Gesellschaft für Urologie (DGU), Deutsche Gesellschaft für Gynäkologische Endokrinologie und Fortpflanzungsmedizin (DGGEF), Endometriose-Vereinigung Deutschland, Österreichische Endometriose Vereinigung

Diagnostik und Therapie der Endometriose

Inhaltsverzeichnis

Vorwort

In den letzten drei Jahren hat sich unser Wissen über die Krankheit „Endometriose" erweitert. Nach gründlicher Sichtung der aktuellen Studienlandschaft legen wir hiermit eine überarbeitete Fassung der Leitlinie für die „Diagnostik und Therapie der Endometriose" vor. Aktualisierungen betreffen z. B. das Problem des Erhalts der reproduktiven Funktion bei Sterilitätspatientinnen mit Endometriomen, den Zusammenhang von Endometriose und Malignomen oder die verbesserte vaginalsonographische Diagnostik der tiefen infiltrierenden Endometriose.

Die überarbeitete Fassung erscheint erstmalig als gemeinsame Leitlinie aller deutschsprachigen Gesellschaften für Gynäkologie und Geburtshilfe – Deutschlands, Österreichs und der Schweiz, weshalb man sich als gemeinsamen Nenner zunächst auf S1-Niveau geeinigt hat.

Wir wünschen der zweiten Auflage eine günstige Aufnahme.

Prof. Dr. Uwe Ulrich
Berlin, im März 2010

1   Hintergrund

Ziel: Im vorliegenden Papier wird ein Standard für die Diagnostik und Therapie der Endometriose auf der Basis der bisher veröffentlichten wissenschaftlichen Erkenntnis vorgeschlagen.

Zielgruppe dieser Leitlinie sind alle Ärztinnen und Ärzte, die Patientinnen mit Endometriose betreuen.

Methode: Das vorliegende Papier beruht auf einer systematischen Analyse der wissenschaftlichen Literatur (PubMed, MedLine Recherche) sowie auf Empfehlungen und Publikationen folgender Fachgesellschaften:

- Deutsche Gesellschaft für Gynäkologie und Geburtshilfe e. V. (http://www.dggg.de)
- Österreichische Gesellschaft für Gynäkologie und Geburtshilfe e.V. (http://oeggg.at)
- Schweizerische Gesellschaft für Gynäkologie und Geburtshilfe (http://www.sggg.ch)
- Stiftung Endometrioseforschung (http://www.endometriose-sef.de)
- Clinical Green-Top Guidelines for the Investigation and Management of Endometriosis (The Royal College of Obstetricians and Gynaecologists, http://www.rcog.org.uk/)

- Fertility Assessment and Treatment for People with Fertility Problems -
  National Collaborating Centre for Women's and Children's Health
  (The Royal College of Obstetricians and Gynaecologists, http://www.rcog.org.uk/)
- The Cochrane Library (http://www.thecochranelibrary.com,
  http://www3.interscience.wiley.com/)
- ESHRE Guideline for the Diagnosis and Treatment of Endometriosis
  (http://www.eshre.eu/).
- Clinical Evidence (http://www.clinicalevidence.com/)
- Practice Committee of the American Society for Reproductive Medicine
- The American College of Obstetrics and Gynecology Com-
  mittee on Practice Bulletins (http://www.acog.org/)

Die Angabe der Evidenzgrade (LOE) erfolgt wie vom Royal College of Obstetricians and Gynaecologists veröffentlicht (http://www.rcog.org.uk/). Zur Diagnostik und Therapie der Endometriose liegen nur begrenzt prospektive, randomisierte Studien vor.

2 Einführung

2.1 Definition und Epidemiologie

Als Endometriose wird das Vorkommen endometriumartiger Zellverbände außerhalb des Cavum uteri bezeichnet. Sie ist eine der häufigsten gynäkologischen Erkrankungen in der Geschlechtsreife und gilt als östrogenabhängig. Leitsymptom ist der Unterbauchschmerz, häufig besteht Sterilität. Die Endometriose verursacht eine bemerkenswerte Morbidität [3, 38, 92].

Verlässliche Angaben zur Häufigkeit fehlen, und die in der Literatur mitgeteilten Prävalenzraten schwanken stark. Man schätzt, dass in Deutschland jährlich etwa 40.000 Neuerkrankungen auftreten. Die volkswirtschaftliche Bedeutung durch medizinischen Aufwand und Arbeitsausfall ist beachtlich. Trotzdem ist die Erkrankung in der klinischen und basiswissenschaftlichen Forschung unterrepräsentiert [90].

Das Dilemma der Endometriose besteht einerseits in dem langen Intervall zwischen dem Auftreten der ersten Symptome und der Diagnose – in Deutschland im Durchschnitt sechs Jahre [90] – und andererseits in den wiederholten Operationen bei chronischem Verlauf der Erkrankung.

Die Endometriose ist pathologisch-histologisch eine benigne Erkrankung. Sie kann sich aber durch infiltratives Wachstum organübergreifend ausbreiten und ausgedehnte Operationen erfordern [103].

2.2 Ätiologie, Pathologie und Stadieneinteilung

Ätiologie und Pathogenese der Endometriose sind noch nicht geklärt wobei verschiedene Theorien dazu vorgestellt wurden (Implantationstheorie [88], Zölom-Metaplasie-Theorie [65], Archimetra- bzw. „Gewebe-Verletzungs-und-Reparatur-Konzept" [60, 61]). Eine kausale Therapie ist bisher nicht bekannt.

Alle bisherigen Stadieneinteilungen sind unzureichend. Am weitesten verbreitet ist die Einteilung der American Society for Reproductive Medicine (sog. AFS-Stadien [7], LOE IV). Sie hat sich international vor allem in der Reproduktionsmedizin durchgesetzt. Die Beschreibung der retroperitonealen und tiefen infiltrierenden Wachstumsformen ist hierbei allerdings inadäquat. Diesen Mangel versucht die Stiftung Endometrioseforschung durch die Erstellung einer geeigneten Klassifikation zu beheben (ENZIAN-Klassifikation [101]). Die klassische Einteilung nach ihrer Lokalisation in Endometriosis genitalis externa und interna sowie extragenitalis [5] hat sich im klinischen Alltag durchaus bewährt; sie berücksichtigt das Konzept einer einheitlichen Erkrankung.

In abnehmender Häufigkeit sind befallen: Beckenperitoneum, Ovarien, Ligg. sacrouterina, Septum rectovaginale/Fornix vaginae sowie extragenitale Manifestationen (z. B. Rektosigmoid und Harnblase). Manifestionen in Milz, Lunge, Nieren, Gehirn oder im Skelett sind Raritäten.

Patientinneninformation – Ursachen der Endometriose

Die Ursachen für die Entstehung der Endometriose sind wissenschaftlich noch nicht geklärt. Deshalb gibt es bisher keine ursächlichen (kausalen) Behandlungsmöglichkeiten, durch die eine Endometriose grundsätzlich beseitigt oder geheilt werden könnte.

Es gibt ebenfalls keine Behandlung, die das Entstehen einer Endometriose verhindert.

2.2.1 Endometriose und Malignität

Risiko für maligne Erkrankungen bei Frauen mit Endometriose

Auch wenn kein allgemein erhöhtes Krebsrisiko für Frauen mit Endometriose festzu-halten ist [64, 97; LOE III], wurde doch eine Assoziation zwischen dem Vorliegen einer Endometriose und bestimmten Malignomen wie z. B. endokrinen Tumoren, dem Ovari-alkarzinom, Nierenzellkarzinom, Hirntumoren, dem malignen Melanom, Non-Hodgkin-Lymphomen und dem Mammakarzinom beschrieben [16, 42, 64, 73, 76, 109; LOE II]. Die standardisierte Inzidenz-Ratio (SIR) wird z. B. mit 1,38 für endokrine Tumore, mit 1,37 für Ovarialkarzinome und mit 1,08 für das Mammakarzinom angegeben [64; LOE III]. Bei Frauen mit primärer Infertilität, Endometriose und einem der genannten Mali-gnome könnte die SIR auch höher liegen [15; LOE IV]. Die Validität dieser Daten und die klinische Bedeutung sind unklar.

Endometriose-assoziierte Malignome

Auf dem Boden einer Endometriose können maligne Tumoren entstehen. Zu 80 % han-delt es sich dabei um Ovarialkarzinome, zu 20 % sind extragonadale Tumoren festzuhal-ten [102, 110]. In den letzten Jahren wurden zahlreiche sowohl malignen Tumoren als auch Endometriosegewebe gemeinsame molekulare Faktoren entdeckt, die jedoch noch kein einheitliches Bild ergeben (z. B. PTEN-Mutationen). Eine direkte maligne Trans-formation einer Endometriose scheint möglich [83; LOE IV]. Histologisch handelt es sich vorwiegend um endometrioide oder klarzellige Tumoren [110]. Als unabhängige Risikofaktoren wurden ein Durchmesser ovarieller Endometriome von $\geq$ 9cm, ein post-menopausaler Status [57; LOE III] sowie eine hyperöstrogene Situation [113; LOE III] angegeben. Im Schwedischen Krankenhausentlassungsregister von 2004 wurde das Vor-handensein einer Endometriosezyste im Alter von 10-29 Jahren als weiterer Risikofaktor für ein späteres Ovarialkarzinom definiert [13; LOE IV]. Ovulationshemmer, Geburten, eine tubare Sterilisation oder auch eine Hysterektomie könnten dagegen das Risiko ver-ringern [67; LOE III].

Klinische Konsequenz

Auf Basis bekannter Inzidenzraten und Risikofaktoren sollte die Möglichkeit einer mit einer Endometriose assoziierten malignen Erkrankung in die differentialdiagnostischen Überlegungen mit einbezogen und Patientinnen auch darüber informiert werden. Zu-rückhaltung und Augenmaß sind nötig, wenn Endometriosepatientinnen mit diesen Aus-sagen konfrontiert werden.

Patientinneninformation – Endometriose und Malignität

Auch wenn es kein allgemein erhöhtes Risiko einer bösartigen Erkrankung für Frauen mit Endometriose gibt, können doch einzelne bösartige Erkrankungen häufiger vorkommen als bei Frauen ohne Endometriose. Bei der Abklärung und der Behandlung einer Endometriose wird auf diese Tatsache daher Rücksicht zu nehmen sein. Somit können im Einzelfall gezielte zusätzliche Untersuchungen erforderlich werden.

3   Diagnostik und Therapie der Endometriose

3.1   Allgemeine Bemerkungen

Ein Teil der betroffenen Frauen ist asymptomatisch. Weiterhin korreliert das Stadium der Erkrankung nicht mit dem Grad der Beschwerden [39; LOE IIb]. Die Bestimmung des CA-125 ist weder zur Diagnostik noch zur Verlaufskontrolle hilfreich (s. Kap. 3.3.1) [69; LOE Ib]. Im Einzelfall ist der Nachweis schwierig, ob ein Endometriosebefall und bestimmte Beschwerden auch tatsächlich kausal zusammenhängen. Eine asymptomatische Endometriose bei einer Patientin ohne Kinderwunsch ist keine generelle Anzeige für eine chirurgische oder medikamentöse Maßnahme. Es gibt Ausnahmen wie z. B. die endometriosebedingte Harnleiterstenose mit Hydronephrose (absolute Indikation). Fast jede Frau mit *symptomatischer* Endometriose leidet unter Dysmenorrhoe. Fehlt dieses Kardinalsymptom, so sind andere Differentialdiagnosen des Unterbauchschmerzes zu bedenken [93, 116].

Die histologische Abklärung ist grundsätzlich anzustreben [111; LOE IIb]. Somit ist die Laparoskopie in der Regel zentraler Bestandteil der Diagnostik [104]. Indikationen zur endoskopischen Abklärung sind

- Schmerzen,
- Organveränderungen und/oder
- Sterilität.

Die operative Entfernung der Herde gilt zur Symptomkontrolle als „Goldstandard" [1, 37; LOE Ia].

Der Übersichtlichkeit wegen werden im Folgenden die unterschiedlichen Manifestationen der Endometriose getrennt besprochen, obwohl sie oft kombiniert auftreten.

Patientinneninformation – Allgemeines zu Diagnose und Therapie

Bei Verdacht auf Endometriose sollte nach Möglichkeit eine feingewebliche Untersuchung erfolgen. Dafür ist in aller Regel eine Bauchspiegelung notwendig.

Gründe für die operative und/oder medikamentöse Behandlung einer Endometriose sind anhaltende Schmerzen, unerfüllter Kinderwunsch und/oder Funktionseinbuße eines befallenen Organs (z. B. Eierstock, Darm oder Harnleiter).

3.2 Peritoneale Endometriose

3.2.1 Morphologie und Symptomatik

Bei der peritonealen Endometriose wird zwischen roten, weißen und schwarzen Herden [7] bzw. zwischen pigmentierten und nicht pigmentierten (atypischen) Herden [52, 75] unterschieden (LOE IIb). Die roten und nicht pigmentierten Herde werden als frühe Manifestationen der Endometriose angesehen. Sie gelten als besonders aktiv. Bezüglich des Ansprechens auf eine hormonelle Therapie scheint sich die peritoneale von der ovariellen und der tief infiltrierenden Endometriose zu unterscheiden [75]. Es ist aber nicht bekannt, ob sich die verschiedenen Erscheinungsformen der peritonealen Endometriose in Bezug auf Schmerzen, Fertilität und Krankheitsverlauf unterschiedlich verhalten [40]. Patientinnen mit präoperativ ausgeprägten Beschwerden haben ein höheres Risiko für ein Rezidiv als Patientinnen mit einem geringeren Schmerzempfinden [84; LOE IIa].

3.2.2 Diagnostik

Die entscheidende Maßnahme für die Diagnostik der peritonealen Endometriose ist die Laparoskopie mit histologischer Sicherung [37; LOE Ia]. Im Vergleich dazu ist die transvaginale Ultraschalluntersuchung zum Nachweis peritonealer Implantate ohne Bedeutung. Sie dient jedoch dem Ausschluss einer ovariellen Endometriose [70; LOE Ia].

3.2.3 Therapie

Chirurgische Therapie

Die laparoskopische Beseitigung von peritonealen Herden ist das primäre Therapieziel. Ob die zur Verfügung stehenden Verfahren – Koagulation, Vaporisation, Exzision – gleichwertig sind, ist nicht geklärt. Eine zusätzliche uterine Nervenablation (Laparoscopic uterine nerve ablation – LUNA) führt bei Schmerzpatientinnen mit einer minimalen bis moderaten Endometriose nicht zu einer Verbesserung des Ergebnisses [108; LOE Ib].

Medikamentöse Therapie

Durch die Suppression der ovariellen Funktion lassen sich Endometrioseimplantate regressiv verändern. GnRH-Analoga sind hierbei effektiver als orale Antikonzeptiva oder Gestagene [115; LOE Ib]. Eine Reduktion der Endometriose-assoziierten Beschwerden erreicht man mit allen genannten Substanzklassen, wobei für die Dysmenorrhoe und die Dyspareunie GnRH-Analoga in einigen Studien effektiver waren. Unterschiedlich sind jedoch die Nebenwirkungsprofile [25, 44, 106; LOE Ib]. In einer aktuellen, prospektiven und randomisierten Studie wurde bei Endometriose-assoziierten Schmerzen eine äquieffektive Wirkung eines kontinuierlich oral applizierten Gestagens verglichen mit einem GnRH-Analogon gezeigt bei Vorteilen des Gestagens bezüglich der klinischen Toleranz durch die Patientinnen [96; LOE Ib]. GnRH-Analoga sollten mit entsprechender protektiver Begleitmedikation („add-back") wegen der möglichen Östrogenmangelfolgen appliziert werden.

Die Therapiedauer mit GnRH-Analoga beträgt bei Schmerzpatientinnen 6 Monate. Eine 3-monatige Therapie ist zwar genau so effektiv, jedoch ist das rezidivfreie Intervall dann kürzer [43; LOE Ib]. Daten zum Nutzen einer weiterführenden medikamentösen Therapie fehlen. Obwohl im klinischen Alltag häufig verwendet, fehlt aktuell der Beweis dafür, dass nichtsteroidale Antirheumatika und Antiphlogistika einen positiven Effekt auf die spezifischen Endometriose-assoziierten Beschwerden haben [6; LOE Ia].

3.3 Ovarielle Endometriose

3.3.1 Diagnostik

Bei 20-50% aller Frauen mit Endometriose sind die Ovarien befallen [49]. Die präoperative Abklärung erfolgt durch die klinische Untersuchung und die transvaginale Sonographie, wobei das ovarielle Endometriom häufig ein typisches Echomuster aufweist [48]. Es finden sich aber auch sonographisch komplexe Ovarialprozesse mit heterogenem Erscheinungsbild, wodurch eine Abgrenzung von funktionellen Zysten einerseits und Dermoiden, Kystomen oder einem Ovarialkarzinom andererseits im Einzelfall schwierig ist

[59; LOE IIb]. Bei geplantem laparoskopischem Vorgehen und sonographisch unklarem Ovarialbefund sei auf die entsprechende Leitlinie der Deutschen Gesellschaft für Gynäkologie und Geburtshilfe verwiesen [74]. Eine unklare ovarielle Raumforderung sollte histologisch abgeklärt werden.

Sonographisches Erscheinungsbild der ovariellen Endometriome (modifiziert nach [48,74]):
- Erscheinungsbild: heterogen
- Größe: bis 15 cm
- Begrenzung: glatt
- Wanddicke: verstärkt
- Echogenität: nicht echoleer (echoarm bis echoreich)
- Binnenechos: fein, gleichmäßig verteilt
- ein- oder mehrkammerig
- uni- oder bilaterales Auftreten

Bestimmung des CA-125
Im Rahmen der differentialdiagnostischen Abklärung komplexer Ovarialprozesse wird häufig eine Bestimmung des CA-125 durchgeführt. Da das CA-125 bei Endometriosepatientinnen jedoch regelmäßig erhöht ist, kommt ihm hierbei keine differentialdiagnostische Bedeutung zu [74]. Die Spezifität ist unzureichend; seine Bestimmung zur Abklärung bei Endometrioseverdacht wird in der klinischen Routine daher nicht empfohlen. Im Verlauf der Erkrankung – z. B. bei Rezidivverdacht – ist die klinische Situation entscheidend, nicht der CA-125-Spiegel.

3.3.2 Therapie

Die effektivste Therapie der ovariellen Endometriome besteht in deren chirurgischer Entfernung. Methode der Wahl dafür ist die operative Laparoskopie [17; LOE IIa]. Nach einer Cochrane-Analyse ist die ovarerhaltende Entfernung (Extraktion) des Zystenbalges der thermischen Destruktion durch Hochfrequenz-Strom, Laser-Vaporisation oder Argon-Plasma-Koagulation hinsichtlich der Schmerzsymptomatik sowie der Rezidiv- und Schwangerschaftsraten insgesamt überlegen [41; LOE Ia]. Ob sich diese Empfehlung nur auf Endometriome > 4cm Durchmesser erstrecken sollte, ist fraglich [45, 55]. Auf die Problematik des potentiellen Oozytenverlustes nach dem Ausschälen von Rezidivendometriomen bei Sterilitätspatientinnen mit der Konsequenz, darauf bei kleineren Endometriomen vor assistierter Reproduktion zu verzichten – damit aber auch keine histologische Sicherung vorzunehmen –, wird in Kapitel 4 noch ausführlich eingegangen.

Das Eröffnen und Spülen des Zystenbalges eines Endometrioms als alleinige chirurgische Maßnahme ist nicht zu empfehlen, da 80% der so Behandelten innerhalb von sechs

Monaten ein Rezidiv erleiden [4, 86; LOE Ib]. Diese hohe Rezidivrate lässt sich auch durch eine anschliessende Therapie mit GnRH-Analoga nicht verringern [105; LOE IIa].

Die alleinige medikamentöse Therapie der Ovarialendometriome ist unzureichend und wird nicht empfohlen. Eine präoperative GnRH-Analogon-Gabe kann zur Verkleinerung des Endometrioms führen. Ob dadurch operationstechnische Vorteile erzielt oder die Rezidivraten vermindert werden, wird in der Literatur kontrovers dargestellt [29, 72; LOE IIa]. Postoperative GnRH-Analoga kompensieren eine unvollständige Operation nicht [18]. Während einige Arbeitsgruppen zeigen konnten, dass die postoperative Applikation eines hormonellen Antikonzeptivums die Rezidivrate zu verringern vermag [98], wurde diesen Daten nach einer prospektiven, randomisierten, Placebo-kontrollierten Untersuchung widersprochen [91; LOE Ib].

Patientinneninformation – Endometriose des Eierstocks

Eine Endometriosezyste des Eierstocks sollte durch Bauchspiegelung komplett ausgeschält werden.

Die alleinige Behandlung mit Medikamenten ist nicht ausreichend.

3.4 Tiefe infiltrierende Endometriose

Hierunter werden die Formen verstanden, die sich im Septum rectovaginale, in der Fornix vaginae, im Retroperitoneum (Beckenwand, Parametrium) sowie im Darm, Ureter und der Harnblase manifestieren. Die genannten Strukturen können dabei sehr komplex befallen sein [103].

3.4.1 Symptomatik

Die Symptomatik hängt von der Lokalisation ab. Bei Darmbefall treten unterschiedliche intestinale Symptome wie Dyschezie, Druckgefühl, Blähungen, Tenesmen, Schleim- und Blutabgang, Diarrhoe und Obstipation bzw. Wechsel der Stuhlgewohnheiten auf. Fehlende Symptome schließen einen Darmbefall nicht aus. Eine Blasenendometriose kann eine Dys- und Hämaturie verursachen, eine Ureterendometriose kann eine Hydronephrose zur Folge haben. Dyspareunie ist typisch durch Alteration des Plexus pelvicus [81].

Am häufigsten ist das Septum rectovaginale betroffen, gefolgt vom Befall des Rektums, des Colon sigmoideum, des Zökums und der Appendix vermiformis sowie sehr viel seltener des Ileums bei möglichen Mehrfachlokalisationen.

3.4.2 Diagnostik

Die Verdachtsdiagnose wird klinisch durch die oft hinweisende Anamnese sowie die vaginale und rektale Palpation gestellt. Im Rahmen der weiteren Abklärung haben sich verschiedene Untersuchungen bewährt (Tab. 1 und 2):

Tab. 1: Klinische Untersuchungen zur Abklärung einer tiefen infiltrierenden Endometriose.

Untersuchung	Aussage
Inspektion (zweiblättrige Specula)	sichtbare Endometriose im Fornix posterior
Palpation (immer auch rektal)	Uterus häufig retroflektiert; derbe, knotige, dolente Infiltration des Septum rectovaginale (retrozervikal)
Transvaginale Sonographie	Veränderung des Uterus bei gleichzeitiger Adenomyose und Information über mögliche ovarielle Endometriome, gute Darstellung des tiefen Rektumbefalls
Nierensonographie	Cave Harnstau (parametrane, Beckenwand- und Ureterendometriose)

Die Kolorektoskopie wird bei Verdacht auf Rektosigmoidbefall sehr häufig eingesetzt. Allerdings ist eine Infiltration der Mukosa äußerst selten (eher ist bei ausgedehntem Befund eine Impression von außen zu erwarten), so dass ein negativer rektoskopischer Befund die Regel ist und einen Darmwandbefall keineswegs ausschließt. Insofern besteht die Bedeutung der Rektoskopie in der differentialdiagnostischen Abklärung einer rektalen Blutung. Die MRT weist eine hohe Sensitivität für die Diagnose einer TIE auf und liefert wertvolle Informationen [10; LOE IIb]. Mit der rektalen Endosonographie ist eine sichere und einfache Vorhersage über das Vorliegen einer tiefen Rektuminfiltration möglich [10]. Die transvaginale Sonographie bietet ebenfalls eine leicht durchführbare und aussagefähige Darstellung der TIE einschließlich der Diagnose eines tiefen Rektumbefalls mit hoher Sensitivität und Spezifität bei geringerer Belastung der Patientin [47]. In einer aktuellen Vergleichsstudie wurden die genannten Methoden bezüglich der diagnostischen Leistungsfähigkeit für insgesamt gleichwertig befunden, wobei die MRT z. T. die höchste Sensitivität aufwies [10]; in einer anderen Arbeit wurde der transvaginalen Sonographie der Vorzug gegeben [2]. Unabhängig von der präoperativen Diagnostik entscheidet sich das Ausmaß der Resektion oft erst während der Operation.

Tab. 2: Zusätzliche Untersuchungen zur Abklärung einer tiefen infiltrierenden Endometriose.

Untersuchung	Aussage
Kolorektoskopie	Impression von außen, Mukosabefall (selten), Differentialdiagnose primäre Darmerkrankung
Magnetresonanztomographie	Befall der Darmwand, der Blase; Adenomyose?
rektale Endosonographie	Befall der Darmwand?
Kolonkontrasteinlauf	Darmbefall in höheren Abschnitten
i.v.-Pyelogramm oder Computertomographie	Harnleiterstenose, Hydronephrose
Zystoskopie	Blasenbefall

3.4.3 Therapie

Therapie der Wahl der symptomatischen tiefen infiltrierenden Endometriose ist die Resektion in sano [22, 34, 53, 66, 80; LOE III]. Hierfür stehen verschiedene Techniken zur Verfügung: Vaginale Resektion, Laparoskopie, laparoskopisch assistiertes vaginales Vorgehen, Laparotomie. Bei organüberschreitenden Manifestationen der Endometriose (Rektosigmoid, Blase, Ureter) sind die präoperative Planung und Beratung der Patientin unter Einschluss der Disziplinen Viszeralchirurgie und/oder Urologie zu empfehlen. Bei Kinderwunsch bedingt der notwendige Erhalt des Uterus u. U. eine unvollständige Resektion der Endometriose.

Dem Nutzen der Resektion sind die operationsbedingte Morbidität [20, 24, 81; LOE III] und die Rezidivrate der Endometriose gegenüberzustellen. In ca. 5-12% muss mit intra- und postoperativen Komplikationen gerechnet werden [66, 79]. Wegen der Komplexität der Eingriffe ist eine Behandlung in Einrichtungen mit entsprechender Erfahrung empfehlenswert. Asymptomatische Befunde sollten immer unter Einschluss der Nierensonographie kontrolliert werden und bedürfen ohne Progression nicht zwingend einer Operation. Spontane Darmperforation und Ileus sind eine ausgesprochene Rarität [27]. Über mögliche nicht-operative Alternativen ist aufzuklären (Dokumentation).

Der Nutzen einer prä- oder postoperativen GnRH-Analoga-Therapie bei tiefer infiltrierender Endometriose ist nicht belegt [18]. Sie kann daher nicht empfohlen werden. Eine medikamentöse Therapie wird jedoch erfolgen, wenn die Patientin von einer Operation Abstand nehmen möchte. Der Effekt ist nur während der Therapie zu erwarten, so dass eine Dauerbehandlung erforderlich ist. Optionen sind eine Gestagenmonotherapie, ein monophasisches orales Antikonzeptivum ohne Pause oder GnRH-Analoga (mit Knochenschutz) zur Induktion einer therapeutischen Amenorrhoe. Eine mögliche weitere Alternative zur Operation ist die Einlage eines Levonorgestrel freisetzenden IUP, worunter eine Schmerz- und Größenreduktion der rektovaginalen Endometriose beobachtet wurde [32; LOE IIb].

Patientinneninformation – Tiefe infiltrierende Endometriose

Bei Endometriosebefall der Scheide, des Darmes und der Harnblase ist die komplette operative Entfernung der Herde die derzeit beste Therapie. Dabei sind oft ausgedehnte Operationen notwendig, die eine gute Zusammenarbeit zwischen Gynäkologen, Chirurgen und Urologen erfordern und in einer entsprechend spezialisierten Klinik durchgeführt werden sollten.

3.5 Adenomyosis uteri

3.5.1 Symptomatik

Als Adenomyose bezeichnet man den Endometriosebefall des Myometriums. Im Vordergrund stehen schmerzhafte, starke und azyklische Blutungen sowie Sterilität.

3.5.2 Diagnostik

Bei klinischem Verdacht haben sich folgende Untersuchungen bewährt (Tab. 3):

Tab. 3: Untersuchungen zur Abklärung einer Adenomyose.

Untersuchung	Aussage
klinische Untersuchung (bimanuelle Palpation)	dolenter, vergrößerter Uterus
Transvaginale Sonographie	schlecht abgrenzbare heterogene Areale, z. T. zystische intramurale Veränderungen, Diskrepanz zwischen Vorder- und Hinterwand zugunsten letzterer
MRT	verbreiterte Junktionalzone in der T2-gewichteten Darstellung, hohe Sensitivität und Spezifität

In der täglichen Praxis kommt der transvaginalen Sonographie die größte Bedeutung zu mit einer Sensitivität von ca. 65-70% und einer Spezifität von 95-98% [49]. Weiterhin gilt die MRT für die Diagnose der Adenomyose als sicher, sie ist bei entsprechender Indikation (s. u.) sinnvoll.

Obwohl wünschenswert, gibt es für den histologischen Nachweis einer Adenomyose kein geeignetes Routineverfahren. Verschiedene Arbeitsgruppen haben sich mit dem bioptischen Nachweis beschäftigt, wobei jedoch nur der positive Befund verwertbar ist. Ein Ausschluss ist dadurch nicht möglich [54; LOE III]. Letztlich wird die definitive Diagnose in den meisten Fällen daher am Hysterektomiepräparat gestellt.

3.5.3 Therapie

Bei abgeschlossener Familienplanung stellt die Hysterektomie die effektivste Therapie dar. Es bleibt in das Ermessen von Patientin und Operateur gestellt, für welches Verfahren man sich hierbei entscheidet (vaginal, abdominal, laparoskopisch assistiert vaginal, total laparoskopisch, laparoskopisch suprazervikal). Eine vaginale Hysterektomie ohne simultane Laparoskopie schließt die Möglichkeit der Entfernung peritonealer Implantate allerdings aus. Die laparoskopische suprazervikale Hysterektomie (LASH) scheint unter kritischer Beachtung der Stellungnahme der Deutschen Gesellschaft für Gynäkologie und Geburtshilfe [46] für diese Indikation vertretbar [8, 89; LOE III]. Bei gleichzeitig vorliegender rektovaginaler Endometriose sollte keine LASH durchgeführt werden.

Der Nutzen einer operativen Behandlung bei Patientinnen mit Kinderwunsch oder Wunsch nach Organerhalt bei fokaler Manifestation der Adenomyose ist durch Studien nicht belegt. Wenn dies im Einzelfall versucht wird, können für Operationsplanung eine MRT sowie die präoperative Gabe eines GnRH-Analogons sinnvoll sein [71, 77; LOE IV].

Die Anwendung interventionell-radiologischer Verfahren zur Therapie der Adenomyose wie Embolisation [14] und MRT-gesteuerter fokussierter Ultraschallablation [35] sollte zunächst, wenn möglich, nur in Studien erfolgen [LOE IV].

Als Alternative zur Hysterektomie werden Gestagene, hormonelle Antikonzeptiva und intrauterine, lokal Gestagen-freisetzende Systeme eingesetzt [31; LOE III]. Der therapeutische Effekt beruht auf der Induktion einer Amenorrhoe. Antikonzeptiva (Monophasenpräparate) und Gestagene sollten dafür kontinuierlich eingenommen werden [23, 107; LOE Ib].

4 Endometriose und Sterilität

4.1 Pathophysiologie der ungewollten Kinderlosigkeit bei Endometriose

Sterilität und Endometriose sind häufig assoziiert [82], wobei der kausale Zusammenhang nicht geklärt ist. Eine mechanische Alteration der Adnexe ist zweifelsfrei als Sterilitätsursache akzeptiert. Ob dagegen die Endometriose eine für die Implantation immunologisch „feindliche" Umgebung erzeugt oder zu einer Beeinträchtigung des Spermatozoentransports, der Eileiterbeweglichkeit und der Eizellreifung führt, ist unklar [56, 112; LOE IIa]. Allerdings weisen Ergebnisse aus Eizellspende-Programmen darauf hin, dass die Eizellentwicklung und die frühe Embryonalentwicklung bei Frauen mit Endometriose gestört sein können [36; LOE IIa].

4.2 Medikamentöse und chirurgische Therapie

Alleinige medikamentöse Therapie
Bei Vorliegen einer geringgradigen Endometriose (AFS I und II) zeigte eine Metaanalyse von 16 randomisierten und kontrollierten Studien keine Verbesserung der Fertilität durch eine medikamentöse Behandlung (GnRH-Analoga, Gestagene) im Vergleich zu Plazebo oder expektativem Vorgehen [50; LOE Ia].

Chirurgische Therapie
Bei Endometriose AFS I und II verbessert die operative Ablation/Exzision der Herde die Fertilität [51; LOE Ia]. Aber auch nach kompletter Resektion einer tiefen, infiltrierenden Endometriose mit intakten tubo-ovariellen Strukturen wurde eine erhöhte Rate sowohl an spontanen als auch IVF-induzierten Schwangerschaften beschrieben [12, 21, 53, 62, 95; LOE IV].

Bei Patientinnen mit Endometriosezysten ist das Ausschälen des Endometrioms der Fensterung und Koagulation bezüglich der spontanen Schwangerschaftsrate überlegen [4, 41; LOE Ib]. Eine präoperative medikamentöse Therapie verbessert die Ergebnisse nicht [29, 41].

Medikamentöse Therapie nach Operation
Die postoperative medikamentöse Therapie mit GnRH-Agonisten konnte die spontane Schwangerschaftsrate bei Sterilitätspatientinnen nicht verbessern und wird deshalb nicht empfohlen [18, 50; LOE Ia].

4.3 Assistierte Reproduktion

Intrauterine Insemination (IUI)
Die Durchführung der IUI führt bei minimaler und milder Endometriose zur Verbesserung der Schwangerschaftsrate. Einige Studien zeigten dabei einen Vorteil der Ovulationsinduktion verglichen mit Spontanzyklen vor IUI bezogen auf die Schwangerschafts- [26; LOE Ib] und Lebendgeburtenrate [100; LOE Ib].

In-vitro-Fertilisation (IVF) und Intrazytoplasmatische Spermieninjektion (ICSI)

Im Durchschnitt wird die Schwangerschaftsrate von Endometriosepatientinnen um 40 % niedriger angegeben als bei tubarer IVF-Indikation [9; LOE Ia]. Der Effekt von ovariellen Endometriomen auf das IVF-Ergebnis ist unklar. In einer systematischen Übersicht wurde gezeigt, dass Endometriome vor IVF bzgl. des Erfolges (d.h., Schwangerschaftsraten) nicht operativ behandelt werden müssen [99]. Andererseits wird die Punktion erleichtert und das Infektionsrisiko vermindert (LOE IV). Darüber hinaus muss die – sehr seltene – Möglichkeit eines Ovarialkarzinoms auf dem Boden einer Endometriose bedacht werden [63, 68]. Die Frage des Verzichts auf die Operation vor dem Hintergrund der ovariellen Reserve bei dringendem Kinderwunsch stellt sich insbesondere bei bilateralen und Rezidivendometriomen [19, 94]. Die individuelle Entscheidung aus diesen Erwägungen heraus zwischen dem Verzicht auf eine Operation bzw. Re-Operation – aber damit auch auf eine histologische Abklärung – einerseits und der ansonsten wünschenswerten kompletten Resektion und damit dem Ausschluss einer relevanten ovariellen Pathologie andererseits ist schwierig und nur gemeinsam mit der Patientin unter Einbeziehung bestehender Symptome, dem Sicherheitsbedürfnis und differentialdiagnostischer Erwägungen zu treffen [19]. Bei drohendem Verlust der ovariellen Funktion können die präoperative Kryokonservierung von Oozyten nach ovarieller Stimulation bzw. die Kryokonservierung von befruchteten Eizellen im Vorkernstadium oder Ovarialgewebe als Optionen erwogen werden [30; LOE IV].

Beim Rezidiv einer ausgedehnten Endometriose ist die assistierten Reproduktion einer erneuten operativen Therapie hinsichtlich der Schwangerschaftsrate überlegen [78; LOE III]. Dabei ist die Möglichkeit der Exazerbation der Endometriose unter Stimulationsbehandlung zu beachten, auch wenn sich dies in kontrollierten Studien nicht belegen lässt [11, 28; LOE IIb]. Generell gilt: Je ausgedehnter die Endometriose und je älter die Patientin, desto früher ist die assistierte Reproduktion zu empfehlen [58; LOE IIb]; auf diese Möglichkeiten sollten aber durchaus auch jüngere Patientinnen mit Endometriose und unerfülltem Kinderwunsch hingewiesen werden. Die ultralange GnRH-Analoga-Vorbehandlung (3-6 Monate) im Rahmen von IVF/ICSI nach operativer Sanierung führt nach einem systematischen Cochrane-Review zu signifikant höheren Schwangerschaftsraten bei Endometriose AFS III und IV [85, 87; LOE Ia].

Patientinneninformation – Unfruchtbarkeit bei Endometriose

Die operative Entfernung von Endometrioseherden erhöht die Wahrscheinlichkeit einer spontanen Schwangerschaft.

Bei Wiederauftreten einer Endometriose – insbesondere nach bereits mehreren operativen Eingriffen – ist die künstliche Befruchtung zur Erfüllung des Kinderwunsches einer erneuten Operation überlegen.

5 Komplementäre und integrative Therapieansätze

Bei chronisch rezidivierender Endometriose mit entsprechender Symptomatik erfahren viele Frauen Linderung der Beschwerden und eine Verbesserung der Lebensqualität durch den Einsatz komplementärer Therapien. Hierzu zählen insbesondere die Verfahren der Akupunktur und Chinesischen Medizin, der klassischen Homöopathie, der Phytotherapie, der Physiotherapie und andere. Eine angemessene klinische Diagnostik im Hinblick auf potentielle Organveränderungen (Endometriome, Nierenstau) sollte immer vorausgehen.

Es muss betont werden, dass gegenwärtig keine randomisierten und kontrollierten Studien vorliegen, die einen evidenzbasierten Effekt dieser Therapien belegen [33, 114; LOE IV].

6 Rehabilitation und Nachsorge

Nach ausgedehnten chirurgischen Eingriffen – dies gilt in besonderem Maße für die tiefe infiltrierende Endometriose – oder bei chronischen Schmerzpatientinnen besteht häufig Rehabilitationsbedarf. Bereits in der Klinik sollte dies eruiert und Rehabilitationsmaßnahmen und eine Anschlussheilbehandlung entsprechend eingeleitet werden. Es gibt Einrichtungen, in denen eine große Erfahrung mit der Rehabilitation von Endometriosepatientinnen besteht. Über das Internet können betroffene Frauen zusätzliche Informationen über aktive überregionale Selbsthilfeorganisationen und örtliche Selbsthilfegruppen erhalten.

Alle Anstrengungen der Rehabilitation sind auf die Wiedererlangung eines körperlichen, seelischen und sozialen Wohlbefindens gerichtet. Ein wichtiger Aspekt ist aber auch die Auseinandersetzung mit einer Erkrankung, die häufig chronisch verläuft und z. T. unvermeidliche Behinderungen und Beschwerden mit sich bringt.

Die Nachsorge sollte symptomorientiert erfolgen. Im Vordergrund steht dabei die Lebensqualität der Patientin. Jeder betreuende Arzt sollte sich der Limitierung der therapeutischen Möglichkeiten bewusst sein – vor allem bei wiederholtem Rezidiv.

Patientinneninformation – Rehabilitation und Nachsorge

Nach einer ausgedehnten Endometrioseoperation ist eine ergänzende Anschlusheilbehandlung sinnvoll.

Der medizinischen Behandlung der Endometriose sind Grenzen gesetzt. Trotz sorgfältiger, kunstgerecht durchgeführter Operation bleiben bei einem großen Teil der betroffenen Frauen chronische Schmerzen bestehen – sogar wenn es gelang, die Endometriose vollständig zu entfernen. Und nicht bei allen Frauen mit Kinderwunsch läßt sich eine Schwangerschaft erreichen.

Zur Bewältigung der körperlichen und seelischen Probleme, die auf Frauen mit Endometriose zukommen können, bieten Selbsthilfegruppen Hilfe an. In den unabhängigen Endometriose-Vereinigungen vertreten selbst Betroffene die Interessen von Frauen mit Endometriose. Neben kostenloser Beratung können hier Adressen von Selbsthilfegruppen, Rehabilitationseinrichtungen und spezialisierten Ärzten in der jeweiligen Region vermittelt werden.

7 Zusammenfassung

Die Endometriose ist eine der häufigsten gynäkologischen Erkrankungen. Betroffene Frauen erleben eine zum Teil erhebliche Einschränkung ihrer Lebensqualität. Neben dem individuellen Leid sollte auch die volkswirtschaftliche Dimension wegen der hohen Morbidität, dem Arbeitsausfall und der wiederholten therapeutischen Interventionen gesehen werden.

Ätiologie und Pathogenese sind ungeklärt. Eine kausale Therapie ist nicht bekannt. Die chirurgische, laparoskopische Entfernung gilt als der chirurgische „Goldstandard". Da häufig Patientinnen mit Kinderwunsch betroffen sind, bei denen der Organerhalt oberstes Gebot ist, muss die Radikalität oft eingeschränkt werden. Eine Patientin mit asymptomatischer Endometriose ohne Kinderwunsch muss nicht unbedingt behandelt werden (Ausnahme: Harnstau).

Strenge Indikationsstellung und gute interdisziplinäre Zusammenarbeit sind Voraussetzungen für die operative Therapie bei Endometriosebefall des Darmes, der Harnblase und/oder des Ureters. Das Ausmaß des Eingriffes ist immer gegen die operationsbedingte Morbidität und die unvermeidliche Rezidivneigung abzuwägen. Die Aufklärung über Alternativen zur Operation (medikamentöse Therapie) ist ebenso sorgfältig zu dokumentieren wie die Entscheidung der Patientin gegen eine Operation (trotz eindeutiger Indikation).

Während eine präoperative medikamentöse Therapie mit den derzeit verfügbaren Präparaten nicht empfohlen wird, kann eine postoperative GnRH-Analoga-Gabe das rezidivfreie Intervall bei peritonealer Endometriose verlängern. Als Alternative zum operativen Vorgehen oder bei Rezidivproblemen kommen verschiedene medikamentöse Optionen zur Behandlung der Schmerzsymptomatik in Frage: GnRH-Analoga (mit Begleitmedikation zur Beseitigung der hypoöstrogenen Nebenwirkungen), monophasische Antikonzeptiva oder Gestagene sind ähnlich effektiv bei allerdings unterschiedlichen Nebenwirkungsprofilen.

Eine alleinige Hormontherapie ist nicht in der Lage, die Fertilität bei Endometriose zu verbessern. Eine operative Entfernung der Endometriose und ihrer Sekundärschäden erhöht die spontane Schwangerschaftsrate. Bei schwerer Endometriose mit Organzerstörung (d.h., Tuben und Ovarien) ergibt sich häufig die Indikation für eine assistierte Reproduktion. Eine vorherige Operation vermag dabei die Schwangerschaftsrate möglicherweise zu erhöhen. Es gibt weitere Gründe (Schmerzen, nicht schwangerschaftsbezogene Pathologie), eine solche operative Korrektur vor einer geplanten assistierten Reproduktion in Erwägung zu ziehen.

Medikamente zur Schmerztherapie sind bei fast jeder Patientin mit Endometriose im Laufe ihrer Erkrankung erforderlich. Je nach Situation sollte eine professionelle fachärztliche Schmerztherapie als Begleitung erfolgen.

Wichtige Internetadressen

http://www.dgggg.de
http://www.oeggg.at
http://www.sggg.ch
http://leitlinien.net
http://www.AGEndoskopie.de
http://www.endometriose-sef.de
http://www.endometriose-liga.eu
http://www.endometriose-vereinigung.de
http://www.endometriose-wien.at

Literatur

1. Abbott J, Hawe J, Hunter D, Halmes M, Finn P, Garry R. Laparoscopic excision of endometriosis: a randomized, placebo-controlled trial. Fertil Steril 82 (2004) 878-884

2. Abrao MS, Goncalves MO, Dias JA Jr, Podagaec S, Chamie LP, Blasbalg R. Comparison between clinical examination, transvaginal sonography and magnetic resonance imaging for the diagnosis of deep endometriosis. Hum Reprod 22 (2007) 3092-3097

3. ACOG Committee on Practice Bulletins—Gynecology. ACOG practice bulletin. Medical management of endometriosis. No. 11, December 1999. Clinical management guidelines for obstetrician-gynecologists. Int J Gynecol Obstet 71 (2000) 183-196

4. Alborzi S, Momtahan M, Parsanezhad ME, Dehbashi S, Zolghadri J, Alborzi S. A prospective, randomized study comparing laparoscopic ovarian cystectomy versus fenestration and coagulation in patients with endometriomas. Fertil Steril 82 (2004) 1633-1637

5. Albrecht H. Die Endometriose. in: Seitz L, Amreich AI (Hrsg): Biologie und Pathologie des Weibes, Bd. IV. Urban & Schwarzenberg, Berlin-Innsbruck-München-Wien (1955), S. 190-288

6. Allen C, Hopewell S, Prentice A, Gregory D. Nonsteroidal anti-inflammatory drugs for pain in women with endometriosis. Cochrane Database Syste Rev. 2009 Apr 15;(2):CD004753. Review

7. American Society for Reproductive Medicine. Revised American Society for Reproductive Medicine classification of endometriosis. Fertil Steril 67 (1997) 817-822

8. Asher-Walsh CJ, Tu JL, Du Y, Blanco JS. Location of adenomyosis in total hysterectomy specimens. J Am Assoc Gynecol Laparosc 10 (2003) 360-362

9. Barnhart K, Dunsmoor-Su R, Coutifaris C. Effect of endometriosis on in vitro fertilization. Fertil Steril 77 (2002) 1148-1155

10. Bazot M, Lafont C, Rouzier R, Roseau G, Thomassin-Naggara I, Darai E. Diagnostic accuracy of physical examination, transvaginal sonography, rectal endoscopic sonography, and magnetic resonance imaging to diagnose deep infiltrating endometriosis. Fertil Steril 92 (2009) 1825-1833

11. Benaglia L, Somigliana E, Vercellini P, Benedetti F, Iemmello R, Vighi V, Santi G, Ragni G. The impact of IVF procedures on endometriosis recurrence. Eur J Obstet Gynecol 148 (2010) 49-52.

12. Bianchi PHM, Pereira RMA, Zanatta A, Alegretti JR, Motta ELA, Serafini PC. Extensive excision of deep infiltrative endometriosis before in vitro fertilization significantly improves pregnancy rates. J Minim Invasive Gynecol 16 (2009) 174-180

13. Borgfeldt Ch, Andolf E. Cancer risk after hospital discharge diagnosis of benign ovarian cyst and endometriosis. Acta Obstet Gynecol Scand 83 (2004) 395-400

14. Bratby MJ, Walker WJ. Uterine artery embolisation for symptomatic adenomyosis: mid-term results. Eur J Radiol 70 (2009) 128-132

15. Brinton LA, Gridley G, Persson I, Baron J, Bergqvist A. Cancer risk after a hospital discharge diagnosis of endometriosis. Am J Obstet Gynecol 176 (1997) 572-579

16. Brooks JJ, Wheeler JE. Malignancy arising in extragonadal endometriosis. Cancer 40 (1977) 3065-3073

17. Busacca M, Fedele L, Bianchi S, Candiani M, Agnoli B, Raffaelli R, Vignali M. Surgical treatment of recurrent endometriosis: laparotomy versus laparoscopy. Hum Reprod 13 (1998) 2271-2274

18. Busacca M, Somigliana E, Bianchi S, DeMarinis S, Calia C, Candiani M, Vignali M. Post-operative GnRH analogue treatment after conservative surgery for symptomatic endometriosis stage III-IV: a randomized controlled trial. Hum Reprod 16 (2001) 2399-2402

19. Busacca M, Vignali M. Endometrium excision and ovarian reserve: a dangerous relation. J Minim Invasive Gynecol 16 (2009) 142-148

20. Camagna O, Dhainaut C, Dupuis O, Soncini E, Martin B, Palazzo L, Chosidow D, Madele-nat P. Chirurgisches Vorgehen bei Endometriose des Septum rectovaginale in einer konsekutiven Serie von 50 Fällen [auf Französisch]. Gynecol Obstet Fertil 32 (2004) 199-209

21. Chapron C, Fritel X, Dubuisson JB. Fertility after laparoscopic management of deep endo-metriosis infiltrating the uterosacral ligaments. Hum Reprod 14 (1999) 329-332

22. Chopin N, Vieira M, Borghese B, Foulot H, Dousset B, Coste J, Mignon A, Fauconnier A, Chapron C. Operative management of deeply infiltrating endometriosis: Results on pelvic pain symptoms according to a surgical classification. J Min Invas Gynecol 12 (2005) 106-112

23. Cosson M, Querleu D, Donnez J. Dienogest is as effective as triptorelin in the treatment of endometriosis after laparoscopic surgery: results of a prospective, multicenter, randomized stu-dy. Fertil Steril 77 (2002) 684-692

24. Darai E, Thomassin I, Barranger E, Detchev R, Cortez A, Houry S, Bazot M. Feasibility and clinical outcome of laparoscopic colorectal resection for endometriosis. Am J Obstet Gynecol 192 (2005) 394-400

25. Davis L, Kenney SS, Moore J, Prentice A Modern combined oral contraceptives for pain as-sociated with endometriosis. Cochrane Database Syst Rev. 2007 Jul 18;(3):CD001019. Review

26. Deaton JL, Gibson M, Blackmer KM, Nakajima ST, Badger GJ, Brumsted JR. A randomized, controlled trial of clomiphene citrate and intrauterine insemination in couples with unexplained infertility or surgically corrected endometriosis. Fertil Steril 54 (1990) 1083-1088

27. Decker D, König J, Wardelmann E, Richter O, Popat S, Wolff M, Hirner A, Ulrich U. Termi-nal ileitis with sealed perforation - a rare complication of intestinal endometriosis. Arch Gynecol Obstet 270 (2004) 230-234

28. D'Hooghe TM, Denys B, Spiessens C, Meuleman C, Debrock S. Is the endometriosis re-currence rate increased after ovarian hyperstimulation? Fertil Steril 86 (2006) 283-290

29. Donnez J, Nisolle M, Gillet N, Smets M, Bassil S, Casanas-Roux F. Large ovarian endome-triomas. Hum Reprod 11 (1996) 641-646

30. Elizur SE, Chian RC, Holzer HE, Gidoni Y, Tulandi T, Tan SL. Cryopreservation of oocytes in a young woman with severe and symptomatic endometriosis: a new indication for fertility preservation. Fertil Steril 91 (2009) 293.e1-3

31. Fedele L, Bianchi S, Raffaelli R, Portuese A, Dorta M. Treatment of adenomyosis-associated menorrhagia with a levonorgestrel-releasing intrauterine device. Fertil Steril 68 (1997) 426-429

32. Fedele L, Bianchi S, Zanconato G, Portuese A, Raffaelli R. Use of a levonorgestrel-releasing intrauterine device in the treatment of rectovaginal endometriosis. Fertil Steril 75 (2001) 485-488

33. Flower A, Liu JP, Chen S, Lewith G, Little P. Chinese herbal medicine for endometriosis. Cochrane Database Syst Rev. 2009 Jul 8;(3):CD006568. Review

34. Ford J, English J, Miles WA, Giannopoulos T. Pain, quality of life and complications following the radical resection of rectovaginal endometriosis. Br J Obstet Gynaecol 111 (2004) 353-356

35. Fukunishi H, Funaki K, Yamaguchi K, Maeda T, Kaji Y. Early results of magnetic resonance-guided focused ultrasound surgery of adenomyosis: analysis of 20 cases. J Minim Invasive Gynecol 15 (2008) 571-579

36. Garrido N, Navarro J, Garcia Velasco J. The endometrium versus embryonic quality in endometriosis-related infertility. Hum Reprod Update 8 (2002) 95-103

37. Garry R. The effectiveness of laparoscopic excision of endometriosis. Curr Opin Obstet Gynecol 16 (2004) 299-303

38. Giudice LC, Kao LC. Endometriosis. Lancet 364 (2004) 1789-1799

39. Gruppo Italiano per lo Studio dell' Endometriosi. Relationship between stage, site and morphological characteristics of pelvic endometriosis and pain. Hum Reprod 16 (2001) 2668-2671

40. Harrison RF, Barry-Kinsella C. Efficacy of medroxyprogesterone treatment in infertile women with endometriosis: a prospective, randomised, placebo-controlled study. Fertil Steril 74 (2000) 24-30

41. Hart RJ, Hickey M, Maouris P et al. Excisional surgery versus ablative surgery for ovarian endometriomata (Review). Cochrane Database of Systematic Reviews, (2009) Issue 1. John Wiley & Sons.

42. Heaps JM, Nieberg RK, Berek JS. Malignant neoplasms arising in endometriosis. Obstet Gynecol 75 (1990) 1023-1028

43. Hornstein MD, Yuzpe AA, Burry KA, Heinrichs LR, Buttram VL Jr, Orwoll ES. Prospective randomized double-blind trial of 3 versus 6 months of nafarelin therapy for endometriosis-associated pelvic pain. Fertil Steril 63 (1995) 955-962

44. Howard FM. An evidence-based medicine approach to the treatment of endometriosis-associated chronic pelvic pain: placebo-controlled studies. J Am Assoc Gynecol Laparosc 7 (2000) 477-488

45. http://www.eshre.eu/ESHRE/English/Specialty-Groups/SIG/Endometriosis-Endometrium/Guidelines/page.aspx/244

46. Hucke J, Wallwiener D. Die laparoskopische suprazervikale Hysterektomie. Frauenarzt 45 (2004) 681-682

47. Hudelist G, Tuttlies F, Rauter G, Pucher S, Keckstein J. Can transvaginal sonography predict infiltration depth in patients with deep infiltrating endometriosis of the rectum? Hum Reprod 24 (2009) 1012-1017

48. Hudelist G, Oberwinkler KH, Singer CF, Tuttlies F, Rauter G, Ritter O, Keckstein J. Combination of tansvaginal sonography and clinical examination for preoperative diagnosis of pelvic endometriosis. Hum Reprod 24 (2009) 1018-1024

49. Hudelist G, Keckstein J. Die Wertigkeit der Vaginalsonographie in der präoperativen Diagnostik der Adenomyose und tief infiltrierenden Endometriose. praxis 98 (2009) 603-607

50. Hughes E, Fedorkow D, Collins J, Vandekerckhove P. Ovulation suppression for endometriosis. (Cochrane Review). In: The Cochrane Library, Issue 1. Chichester, UK: John Wiley & Sons, Ltd., 2005

51. Jacobson TZ, Barlow DH, Koninckx PR, Olive D, Farquhar C. Laparoscopic surgery for subfertility associated with endometriosis (Cochrane Review). In: The Cochrane Library, Issue 1. Chichester, UK: John Wiley & Sons, Ltd., 2005

52. Jansen RP, Russel P. Nonpigmented endometriosis: clinical, laparoscopic, and pathological definition. Am J Obstet Gynecol 155 (1986) 1154-1159

53. Keckstein J, Ulrich U, Kandolf O, Wiesinger H, Wustlich M. Die laparoskopische Therapie der Darmendometriose und der Stellenwert der medikamentösen Therapie. Zentralbl Gynäkol 125 (2003) 259-266

54. Keckstein J, Ulrich U. Endokrine und operative Therapie der Adenomyose. Gynäkol Endokrinol 2 (2004) 11-18

55. Kennedy S, Bergqvist A, Chapron C, D'Hooghe T, Dunselman G, Greb R, Hummelshoj L, Prentice A, Saridogan E on behalf of the ESHRE Special Interest Group for Endometriosis and Endometrium Guideline Development Group. ESHRE guideline for the diagnosis and treatment of endometriosis. Hum Reprod 20 (2005) 2698-2704

56. Kissler S, Hamscho N, Zangos S, Wiegratz I, Schlichter S, Menzel C, Doebert N, Gruenwald F, Vogl TJ, Gaetje R, Rody A, Siebzehnruebl E, Kunz G, Leyendecker G, Kaufmann M. Uterotubal transport disorder in adenomyosis and endometriosis--a cause for infertility. Brit J Obstet Gynaecol 113 (2006) 902-908

57. Kobayashi H, Sumimoto K, Kitanaka T, Yamada Y, Sado T, Sakata M, Yoshida S, Kawaguchi R, Kanayama S, Shigetomi H, Haruta S, Tsuii Y, Ueda S, Terao T. Ovarian endometrioma—risks factors of ovarian cancer development. Eur J Obstet Gynecol Reprod Biol 138 (2008) 187-903

58. Kodama H, Fukuda J, Karube H, Matsui T, Shimizu Y, Tanaka T. Benefit of in vitro fertilization treatment for endometriosis-associated infertility. Fertil Steril 66 (1996) 974-979

59. Kupfer M, Schwimmer S, Lebonic J. Transvaginal sonographic appearance of endometrioma: Spectrum of findings. J Ultrasound Med 11 (1992) 129-133

60. Leyendecker G, Kunz G, Noe M, Herbertz M, Mall G. Endometriosis: a dysfunction and disease of the archimetra. Hum Reprod Update 4 (1998) 752-762

61. Leyendecker G, Wildt L, Mall G. The pathophysiology of endometriosis and adenomyosis: tissue injury and repair. Arch Gynecol Obstet 280 (2009) 529-538

62. Littman E, Giudice L, Lathi R, Berker B, Milki A, Nezhat C. Role of laparoscopic treatment of endometriosis in patients with failed in vitro fertilization cycles. Fertil Steril 84 (2005) 1574-1578

63. Matalliotakis I, Mahutte NG, Koukoura O, Arici A. Endometriosis-associated stage IA clear cell ovarian carcinoma in a woman with IVF-ET treatments in the Yale series. Arch Gynecol Obstet 274 (2006) 184-186

64. Melin A, Sparen P, Bergqvist A. The risk of cancer and the role of parity among women with endometriosis. Hum Reprod 22 (2007) 3021–3026

65. Meyer R. Über den Stand der Frage der Adenomyositis, Adenomyome im allgemeinen und insbesondere über Adenomyositis seroepithelialis und Adenomyometritis sarcomatosa. Zentralbl Gynäkol 36 (1919) 745-750

66. Minelli L, Fanfani F, Fagotti A, Ruffo G, Ceccaroni M, Mereu L, Landi S, Pomini P, Scambia G. Laparoscopic colorectal resection for bowel endometriosis: feasibility, complications, and clinical outcome. Arch Surg 144 (2009) 234-239

67. Modugno F, Ness RB, Allen GO, Schildkraut JM, Davis FG, Goodman MT. Oral contraceptive use, reproductive history, and risk of epithepial ovarian cancer in women with and without endometriosis. Am J Obset Gynecol 191 (2004) 733-740

68. *Moini A, Riazi K, Amid V, Ashrafi M, Tehraninejad E, Madani T, Owj M. Endometriosis may contribute to oocyte retrieval-induced pelvic inflammatory disease: report of eight cases. J Assist Reprod Genet 22 (2005) 307-309*

69. *Mol BW, Bayram N, Lijmer JG, Wiegerinck MA, Bongers MY, Bossuyt PM. The performance of CA-125 measurement in the detection of endometriosis: a meta-analysis. Fertil Steril 70 (1998) 1101-1108*

70. *Moore J, Copley S, Morris J, Lindsell D, Golding S, Kennedy S. A systematic review of the accuracy of ultrasound in the diagnosis of endometriosis. Ultrasound Obstet Gynecol 20 (2002) 630-634*

71. *Morita M, Asakawa Y, Nakakuma M, Kubo H. Laparoscopic excision of myometrial adenomyomas in patients with adenomyosis uteri and main symptoms of severe dysmenorrhea and hypermenorrhea. J Am Assoc Gynecol Laparosc 11 (2004) 86-89*

72. *Muzii L, Marana R, Caruana P, Macuso S. The impact of preoperative gonadotropin-releasing hormone agonist treatment on laparoscopic excision of ovarian endometriotic cysts. Fertil Steril 65 (1996) 1235-1237*

73. *Nagle CM, Olsen CM, Webb PM, Jordan SJ, Whiteman DC, Green AC; Australian Cancer Study Group; Australian Ovarian Cancer Study Group. Endometrioid and clear cell ovarian cancers: a comparative analysis of risk factors. Eur J Cancer 44 (2008) 2477-2484*

74. *Neis K (federführend). Leitlinie zur laparoskopischen Operation von Ovarialtumoren. www.dggg.de, 2004*

75. *Nisolle M, Casanas-Roux BS, Anaf V, Mine J-M, Donnez J. Morphometric study of the stromal vascularization in peritoneal endometriosis. Fertil Steril 59 (1993) 681-684*

76. *Olson JE, Cerhan JR, Janney CA, Anderson KE, Vachon CM, Sellers TA. Postmenopausal cancer risk after self-reported endometriosis diagnosis in the Iowa Women's Health Study. Cancer 94 (2002) 1612-1618*

77. *Ozaki T, Takahashi K, Okada M. Live birth after conservative surgery for severe adenomyosis following magnetic resonance imaging and gonadotropin-releasing hormone agonist therapy. Int J Fertil Womens Med 44 (1999) 260-264*

78. *Pagidas K, Falcone T, Hemmings R, Miron P. Comparison of reoperation for moderate (stage III) and severe (stage IV) endometriosis-related infertility with in vitro fertilization-embryo transfer. Fertil Steril 65 (1996) 791-795*

79. *Pereira RMA, Zanatta A, Preti CDL, de Paula FJF, da Motta ELA. Should the gynecologist perform laparoscopic bowel resection to treat endometriosis? Results over 7 years in 168 patients. J Minim Invasive Gynecol 16 (2009) 472-479*

80. *Possover M, Diebolder H, Plaul K, Schneider A. Laparoscopically-assisted vaginal resection of rectovaginal endometriosis. Obstet Gynecol 96 (2000) 304-307*

81. *Possover M. Laparoscopic management of neural pelvic pain in women secondary to pelvic surgery. Fertil Steril 91 (2009) 2720-2725*

82. *Pritts EA, Taylor RN. An evidence-based evaluation of endometriosis-associated infertility. Endocrinol Metab Clin North Am 32 (2003) 653-667*

83. *Prowse AH, Manek S, Varma R, Liu J, Godwin AK, Maher ER, Tomlinson IP, Kennedy SH. Molecular genetic evidence that endometriosis is a precursor of ovarian cancer. Int J Cancer 119 (2006) 556-62*

84. Renner SP, Rix S, Boosz A, Lermann JH, Strissel PL, Thiel FC, Oppelt P, Beckmann MW, Fasching PA, Preoperative pain and recurrence risk in patients with peritoneal endometriosis. Gynecol Endocrinol 28 (2009) 1-6

85. Rickes D, Nickel I, Kropf S, Kleinstein J. Increased pregnancy rates after ultralong post-operative therapy with gonadotropin-releasing hormone analogs in patients with endometriosis. Fertil Steril 78 (2002) 757-762

86. Saleh A, Tulandi T. Reoperation after laparoscopic treatment of endometriomas by excision and fenestration. Fertil Steril 72 (1999) 322-324

87. Sallam H, Garcia-Velasco J, Dias S, Arici A. Long-term pituitary down-regulation before in vitro fertilization (IVF) for women with endometriosis. Cochrane Database Syst Rev 2 (2006) CD004635

88. Sampson JA. Peritoneal endometriosis due to menstrual dissemination of the endometrial tissue into the peritoneal cavity. Am J Obstet Gynecol 14 (1927) 422

89. Sarmini R, Lefholz K, Froeschke H. A comparison of laparoscopic supracervical hysterectomy and total abdominal hysterectomy outcomes. J Min Invas Gynecol 12 (2005) 121-124

90. Schweppe KW. Endometriose - Eine Erkrankung ohne Lobby. Zentralbl Gynäkol 125 (2003) 233

91. Sesti F, Capozzolo T, Pietropolli A, Marziali M, Bollea MR, Piccione E. Recurrence rate of endometrioma after laparoscopic cystectomy: a comparative randomized trial between post-operative hormonal suppression treatment or dietary therapy vs. Placebo. Eur J Obstet Gynecol Reprod Biol 147 (2009) 72-77

92. Shaw RW. An Atlas of Endometriosis. Parthenon Publishing Group, Carnforth-Pearl River (1993)

93. Sillem M, Teichmann AT. Patientinnenzentrierte Aspekte der Endometriose. Gynäkologe 36 (2003) 41-52

94. Somigliana E, Arnoldi M, Benaglia L, Iemmello R, Nikolosi AE, Ragni G. IVF-ICSI outcome in women operated on for bilateral endometriomas. Hum Reprod 23 (2008) 1526-1530

95. Stepniewska A, Pomini P, Bruni F, Mereu L, Ruffo G, Ceccaroni M, Scioscia M, Guerriero M, Minelli L. Laparoscopic treatment of bowel endometriosis in infertile women. Hum Reprod. 24 (2009) 1619-1625

96. Strowitzki T, Marr J, Gerlinger C, Faustmann T, Seitz C. Dienogest is as effective as leuprolide acetate in treating the painful symptoms of endometriosis: a 24-week, randomized, multicentre, open-label trial. Hum Reprod 25 (2010) 633-641

97. Swiersz LM. Role of endometriosis in cancer and tumor development. Ann NY Acad Sci 995 (2002) 281-292

98. Takamura M, Koga K, Osuga Y, Takemura Y, Hamasaki K, Hirota Y, Yoshino O, Taketani Y. Post-operative oral contraceptive use reduces the risk of ovarian endometrioma recurrence after laparoscopic excision. Hum Reprod 24 (2009) 3042-3048

99. Tsoumpou I, Kyrgiou M, Gelbaya TA, Nardo LG. The effect of surgical treatment for endometrioma on in vitro fertilization outcomes: a systematic review and meta-analysis. Fertil Steril 92 (2009) 75-87

100. Tummon IS, Asher LJ, Martin JS, Tulandi T. Randomized controlled trial of superovulation and insemination for infertility associated with minimal or mild endometriosis. Fertil Steril 68 (1997) 8-12

101. Tuttlies F, Keckstein J, Ulrich U, Possover M, Schweppe KW, Wustlich M, Buchweitz O, Greb R, Kandolf O, Mangold R, Masetti W, Neis K, Rauter G, Reeka N, Richter O, Schindler AE, Sillem M, Terruhn V, Tinneberg HR. ENZIAN-score. Eine Klassifikation der tiefen infiltrierenden Endometriose. Zentralbl Gynäkol 127 (2005) 275-281

102. Ulrich U, Rhiem K, Kaminski M, Wardelmann E, Trog D, Valter M, Richter O. Parametrial and rectovaginal adenocarcinoma arising from endometriosis. Int J Gynecol Cancer 15 (2005) 1206-1209

103. Ulrich U, Müller F, Tuttlies F, Keckstein J. Diagnostik und Therapie der Endometriose – aktuelle Entwicklungen. Frauenarzt 50 (2009) 506-510

104. Ulrich U, Nawroth F, Dorn C. Endometriose. Klinik, Diagnostik und Therapie. in: Ludwig M (Hrsg): Gynäkologische Endokrinologie und Reproduktionsmedizin. Hans Marseille Verlag, München, S. 219-227 (2010)

105. Vercellini P, Vendola N, Bocciolone L, Colombo A, Rognoni MT, Bolis G. Laparoscopic aspiration of ovarian endometriomas. Effect with postoperative gonadotropin releasing hormone agonist treatment. J Reprod Med 37 (1992) 577-580

106. Vercellini P, Trespidi L, Colombo A, Vendola N, Marchini M, Crosignani PG. A gonadotropin-releasing hormone agonist versus a low-dose oral contraceptive for pelvic pain associated with endometriosis. Fertil Steril 60 (1993) 75-79

107. Vercellini P, Frontino G, DeGiorgi O. Continuous use of an oral contraceptive for endometriosis-associated recurrent dysmenorrhea that does not respond to a cyclic pill regimen. Fertil Steril 80 (2003) 560-563

108. Vercellini P, Aimi G, Busacca M, Apolone G, Uglietti A, Crosignani PG. Laparoscopic uterosacral ligament resection for dysmenorrhea associated with endometriosis: results of a randomized, controlled trial. Fertil Steril 80 (2003) 310-319

109. Vlahos NF, Kalampokas T, Fotiou S. Endometriosis and ovarian cancer: a review. Gynecol Endocrinol 28 (2009) 1-7

110. Vlahos NF, Economopoulos KP, Fotiou S. Endometriosis, in vitro fertilisation and the risk of gynaecological malignancies, including ovarian and breast cancer. Best Pract Res Clin Obstet Gynaecol 24 (2010) 39-50

111. Walter AJ, Hentz JG, Magtibay PM, Cornella JL, Magrina JF. Endometriosis: correlation between histologic and visual findings at laparoscopy. Am J Obstet Gynecol 184 (2001) 1407-1411

112. Yamashita Y, Ueda M, Takehara M. Influence of severe endometriosis on gene expression of vascular endothelial growth factor and interleukin-6 in granulosa cells from patients undergoing controlled ovarian hyperstimulation for in vitro fertilization-embryo transfer. Fertil Steril 78 (2002) 865-871.

113. Zanetta GM, Webb MJ, Li H, Keeney GL. Hyperestrogenism: a relevant risk factor for the development of cancer from endometriosis. Gynecol Oncol 79 (2000) 18-22

114. Zhu X, Proctor M, Bensoussan A, Wu E, Smith CA. Chinese herbal medicine for primary dysmenorrhoea. Cochrane Database Syst Rev. 2008 Apr 16;(2):CD005288. Review.

115. Zupi E, Marconi D, Sbracia M , Zullo F, De Vivo B, Exacustos C, Sorrenti G. Add-back therapy in the treatment of endometriosis-associated pain. Fertil Steril 82 (2004) 1303-1308

116. Chronischer Unterbauchschmerz der Frau. Leitlinie der Deutschen Gesellschaft für Psychosomatische Frauenheilkunde und Geburtshilfe. Verlag S. Kramarz, Berlin (2009)

Glossar

Adenomyose	Befall der muskulären Gebärmutterwand mit Gebärmutterschleimhaut (Sonderform der Endometriose)
AFS	American Fertility Society, ehemaliger Name der American Society for Reproductive Medicine
Antikonzeptivum	gemeint ist die „Antibaby-Pille"
asymptomatisch	ohne Beschwerden (Symptome)
Ätiologie	Ursache einer Erkrankung
benigne	gutartig
Dyschezie	schmerzhafter Stuhlgang
Dysmenorrhoe	schmerzhafte Regelblutung
Dyspareunie	schmerzhafter Geschlechtsverkehr
Dysurie	schmerzhaftes Wasserlassen
Fornix vaginae	Scheidengewölbe
Gestagen	weibliches Geschlechtshormon, das die Wirkung des Gelbkörperhormons (Progesteron, s.u.) nachahmt
GnRH	Gonadotropin-Releasing Hormone (Hormon aus dem Gehirn, das wiederum Hormone aus der Hirnanhangsdrüse freisetzt)
histologisch	feingeweblich (Diagnose am Gewebestückchen unter dem Mikroskop)
Hydronephrose	Harnaufstau in der Niere
in sano	im Gesunden
ICSI	intracytoplasmatic sperm injection
IUI	intrauterine Insemination
IUP	intrauterines Pessar (die „Spirale")
IVF	In-vitro-Fertilisation („Reagenzglasbefruchtung")
Kolorektoskopie	Enddarm- und Dickdarmspiegelung
Laparoskopie	Bauchspiegelung
Laparotomie	Bauchschnitt
Malignität	Bösartigkeit
MRT	Magnetresonanztomographie
Östrogen	weibliches Geschlechtshormon, das vor allem vom Eibläschen gebildet wird
Ovar	Eierstock
Peritoneum	Bauchfell
Progesteron	natürliches weibliches Geschlechtshormon, das vor allem in der zweiten Zyklushälfte vom Gelbkörper gebildet wird
Rektum	Enddarm
Septum rectovaginale	Bindegewebsschicht zwischen Enddarm und Scheide
Sonographie	Ultraschalluntersuchung
Sterilität	Unfruchtbarkeit
Tenesmen	Darmkrämpfe
Transformation	Umwandlung (z. B. gutartiges in bösartiges Gewebe)
Ureter	Harnleiter
Vaporisation	Verdampfung von Gewebe bei hoher thermischer Energie (z. B. durch LASER)

Erstfassung	2007
Überarbeitung	2010
Beteiligte Fachgesellschaften, Arbeitsgemeinschaften und Organisationen	Deutsche Gesellschaft für Gynäkologie und Geburtshilfe • Arbeitsgemeinschaft für Gynäkologische Onkologie Schweizerische Gesellschaft für Gynäkologie und Geburtshilfe Österreichische Gesellschaft für Gynäkologie und Geburtshilfe Stiftung Endometriose-Forschung Deutsche Gesellschaft für Viszeralchirurgie Deutsche Gesellschaft für Urologie Deutsche Gesellschaft für Gynäkologische Endokrinologie und Fortpflanzungsmedizin Endometriose-Vereinigung Deutschland Österreichische Endometriose Vereinigung
Autoren	Prof. Dr. med. U. Ulrich, Berlin (Federführung) PD Dr. med. O. Buchweitz, Hamburg Prof. Dr. Dr. med. A. D. Ebert, Berlin Prof. Dr. med. G. Emons, Göttingen Prof. Dr. med. R. Greb, Dortmund Prof. Dr. med. J. Gschwend, München D. Jackisch, Leipzig Prof. Dr. med. J. Hucke, Wuppertal Prof. Dr. med. M. Kaufmann, Frankfurt Prof. Dr. med. J. Keckstein, Villach Prof. Dr. med. H.-J. Meyer, Solingen Prof. Dr. med. M. Müller, Bern PD Dr. med. P. Oppelt, Linz Prof. Dr. med. T. Rabe, Heidelberg PD Dr. med. S. P. Renner, Erlangen PD Dr. med. M. Sillem, Emmendingen Prof. Dr. med. K.-W. Schweppe, Westerstede K. Steinberger, Wien Dr. med. W. Stummvoll, Linz Prof. Dr. med. H.-R. Tinneberg, Gießen
Anmerkungen	S1-Leitlinie Methoden- und Leitlinienreport siehe Homepages der DGGG und der AWMF

DGGG Leitlinienregister 2010	2	Gynäkologische Endokrinologie und Fortpflanzungsmedizin
	2.1	Gynäkologische Endokrinologie
	2.1.4	Hormontherapie in der Peri- und Postmenopause (Kurzfassung)
AWMF Leitlinienregister	015/062 (S3)	

Deutsche Gesellschaft für Gynäkologie und Geburtshilfe (DGGG, herausgebende Fachgesellschaft), Deutsche Krebsgesellschaft (DKG), Deutsche Gesellschaft für Innere Medizin (DGIM), Deutsche Gesellschaft für Endokrinologie (DGE), Deutsche Gesellschaft für Kardiologie (DGK), Deutsche Gesellschaft für Neurologie (DGN), Deutsche Gesellschaft für Senologie (DGS), Dachverband Osteologie (DVO), Deutsche Gesellschaft für Angiologie (DGA), Deutsche Gesellschaft für Medizinische Informatik, Biometrie und Epidemiologie (GMDS), Deutsche Menopausengesellschaft (DMG), Deutsche Gesellschaft für Psychosomatische Frauenheilkunde und Geburtshilfe (DGPFG), Deutsche Gesellschaft für Allgemeinmedizin und Familienmedizin (DEGAM), Deutsche Gesellschaft für Gynäkologische Endokrinologie und Fortpflanzungsmedizin (DGGEF), Berufsverband für Frauenärzte (BVF), Women´s Health Coalition (WHC), Frauenselbsthilfe nach Krebs e.V.

Hormontherapie in der Peri- und Postmenopause (HT)

Kurzfassung

Inhaltsverzeichnis

Präambel

Die Kurzversion der interdisziplinären S3-Leitlinie zur Hormontherapie in der Peri- und Postmenopause (HT) soll Ärztinnen und Ärzten sowie Frauen, die eine HT erwägen, bei der Entscheidungsfindung behilflich sein. Sie dient der Anwendung im ärztlichen Alltag. Sie stellt eine gekürzte Fassung der Langversion dar. Dieser sind die detaillierten Informationen zum Entstehungsprozess der Leitlinie, insbesondere zur Aufarbeitung der Evidenz, zu entnehmen. Die vollständig wiedergegebenen Statements und Empfehlungen sind mit den dazugehörigen Levels of Evidence (LoE) und Empfehlungsgraden versehen. Dabei wurde das Klassifikationssystem des Centre for Evidence-based Medicine in Oxford angewendet (Anhang).

1   Einleitung

Oft suchen Frauen in der Peri- und Postmenopause ärztliche Beratung wegen klimakterischer Beschwerden (z. B. Hitzewallungen und Schweißausbrüche) und erwägen eine HT zur Behandlung dieser Symptome. Von der HT erwarten sie eine Verminderung dieser Symptome, ggf. eine Verbesserung ihrer Lebensqualität. Mit zunehmendem Alter können sich Symptome ändern und Störungen bzw. Erkrankungen auftreten, die auch sexualhormonabhängig sind. Dies kann die Bewertung der Nutzen/Risiko-Relation beeinflussen. Auch Fragen zur Prävention häufiger Erkrankungen werden in diesem Zusammenhang gestellt.

2 Substanzen, Darreichungsformen, Pharmakologie

Zwischen den verfügbaren Östrogenen und Gestagenen und Östrogen-Gestagen-Kombination sowie zwischen den unterschiedlichen Darreichungsformen der HT bestehen hinsichtlich dem Nutzen und einiger Risiken klinisch relevante Unterschiede, die individuell berücksichtigt werden sollten.

3 Klimakterische Beschwerden und deren Behandlung

Im Klimakterium leiden Frauen häufig unter vasomotorischen Beschwerden (Hitzewallungen) und vaginaler Trockenheit. Diese Symptome wurden in Studien am konsistentesten in dieser Lebensphase gefunden. Weitere Beschwerden, wie Schlafstörungen, unterschiedliche körperliche Beschwerden, Schmerzen, Harnwegsbeschwerden, sexuelle Probleme und Stimmungsänderungen, haben weniger konsistente Beziehungen zur menopausalen Transition. Hitzewallungen und vaginale Atrophie können am effektivsten durch Östrogene behandelt werden. Ihre Häufigkeit wird durch eine HT deutlich vermindert oder diese Beschwerden sistieren vollständig. Auch andere mit dem Klimakterium in Zusammenhang gebrachte Beschwerden können möglicherweise mit einer HT gelindert werden. Bei indizierter HT ist eine Verbesserung der Befindlichkeit möglich.

Statement

Hitzewallungen und vaginale Trockenheit sind mit dem Übergang von der Prä- zur Postmenopause assoziiert und werden mit unterschiedlicher Häufigkeit berichtet. (LoE 2a)

Schlafstörungen, verschiedene körperliche Beschwerden, Harnwegsbeschwerden, sexuelle Probleme, Stimmungsänderungen sind inkonsistent berichtete Beschwerden. (LoE 2a)

Konsensstärke[1]: starker Konsens

---

1   LoE =Level of Evidence; siehe Anhang. Erläuterung der Konsensstärken im Anhang

Statement

Östrogene sind wirksam zur Behandlung von Hitzewallungen. (LoE: 1a)

Konjugierte equine Östrogene, orales 17ß-Östradiol und transdermales 17ß-Östradiol vermindern Hitzewallungen in vergleichbarer Weise. (LoE: 1a)

Eine zusätzliche Gestagenbehandlung beeinträchtigt die Wirkung von Östrogenen hinsichtlich vasomotorischer Beschwerden nicht. (LoE: 1a)

Tibolon ist wirksam zur Behandlung von Hitzewallungen. (LoE: 1a)

Wirkungen von Östrogentherapien auf Hitzewallungen unterscheiden sich nicht zwischen Frauen mit natürlicher Menopause oder bilateraler Ovarektomie. (LoE: 1a)

(Verweis auf Kapitel urogenitale Symptome)

Konsensstärke: starker Konsens

Statement

Bei Frauen, die mit unterschiedlichen Östrogenen bzw. Östrogen-Gestagen-Kombinationen behandelt worden sind, werden sowohl positive und negative Effekte als auch das Fehlen von Effekten auf die Lebensqualität von Frauen gefunden. (LoE 1a)

Konsensstärke: Konsens

Empfehlung

Bei der Nutzen-Risiko-Bewertung muss bedacht werden, dass nur Hitzewallungen und vaginale Trockenheit die Beschwerden darstellen, die am konsistentesten von Frauen zur Zeit des menopausalen Übergangs angegeben werden. (A)

Konsensstärke: Konsens

Empfehlung

Zur Behandlung von Hitzewallungen können Östrogene, ggf. Östrogen-Gestagen-kombinationen oder Tibolon eingesetzt werden. (A)

Bei der Indikationsstellung sind die in dieser Leitlinie dargestellten möglichen Nutzen und Risiken zu beachten. (A)

Konsensstärke: starker Konsens

Empfehlung

Die alleinige Verbesserung der so genannten allgemeinen oder der gesundheitsbezogenen Lebensqualität ist keine Indikation zur HT. (B)

Konsensstärke: starker Konsens

4 Vulvovaginale Atrophie

Eine systemische HT bzw. eine lokale Östrogentherapie (ET) verhindern die vaginale Atrophie bzw. führen zu ihrer Rückbildung. Eine niedrig dosierte lokale ET ist gleich effektiv wie eine systemische. Die lokale ET ist einer Placebo- oder hormonfreien Lokaltherapie signifikant überlegen.

Statement

Eine HT ist zur Vermeidung und/oder Behandlung der Vaginalatrophie geeignet. (LoE 1a)

Konsensstärke: starker Konsens

Empfehlung

Wenn eine symptomatische Vaginalatrophie die einzige Therapieindikation ist, soll eine lokale vaginale ET empfohlen werden. (A)

Konsensstärke: Konsens

5 Harninkontinenz

Ältere Studien kamen zu dem Ergebnis, dass eine ET eine Harninkontinenz verbessern bzw. heilen kann. Dies galt insbesondere für die Urge-Inkontinenz. Unter Einbeziehung der Daten von Women's Health Initiative Studie (WHI) und Heart and Estrogen/progestin Replacement Study (HERS) gelangen die neueren systematischen Reviews zu dem Ergebnis, dass eine orale HT das Risiko für das Auftreten einer Harninkontinenz erhöht bzw. eine bestehende Inkontinenz verschlechtert. Die transdermale oder vaginale Östrogenapplikation resultierte in nicht eindeutigen Verbesserungen einer Inkontinenz. Die Wirksamkeit einer Reihe von physiotherapeutischen, operativen und nicht hormonellen medikamentösen Therapien ist belegt. Eine lokale ET wird häufig als Zusatzmaßnahme beispielsweise einer operativen Therapie durchgeführt.

Statement

Eine orale HT hat einen negativen Effekt auf die Harninkontinenz. (LoE 1a)

Ein eindeutiger positiver Effekt einer lokalen und transdermalen Therapie konnte nicht gezeigt werden. (LoE 1a)

Konsensstärke: Konsens

Empfehlung

Zur Therapie der Harninkontinenz sollte keine orale HT empfohlen werden. (B)

Konsensstärke: Konsens

6 Rezidivierende Harnwegsinfekte

In Studien hatte eine orale ET keine Wirkung hinsichtlich des Auftretens von Harnwegsinfekten. In einigen kleineren und methodologisch heterogenen Studien führte die vaginale Östrogenbehandlung zu einer signifikanten Reduktion von Harnwegsinfekten.

7 Bewegungsapparat und Knochenstoffwechsel

In einer großen Anzahl von Studien konnte eine Reduktion der Frakturinzidenz durch eine HT gezeigt werden. Eine HT bewirkte sowohl die Senkung der klinischen Frakturrate als auch von so genannten osteoporoseassoziierten Frakturen. Bereits niedrige Dosen (0,3 mg konjugierte Östrogene; 0,5 mg oral oder 14 µg transdermal appliziertes 17-b-Östradiol) reduzieren den Knochenmasseverlust, eine fraktursenkende Wirkung dieser Dosen ist nicht eindeutig nachgewiesen. Durch eine HT kann eine wirksame Primärprävention der Osteoporose und osteoporosebedingter Frakturen geleistet werden.

Statement

Eine HT reduziert signifikant die Inzidenz von Frakturen. (LoE 1a)

Konsensstärke: starker Konsens

Empfehlung

Bei Frauen mit hohem Frakturrisiko kann eine HT zur Prävention einer Fraktur, unter Berücksichtigung der Nutzen-Risiko Abwägung, eingesetzt werden, sofern eine Unverträglichkeit oder Kontraindikation gegenüber anderen zur Osteoporosetherapie vorrangig empfohlenen Arzneimitteln besteht. (A)

Konsensstärke: Konsens

---

8 Koronare Herzkrankheit

Eine HT ist nicht zur Primär- oder Sekundärprävention der koronaren Herzkrankheit bei Frauen jeglichen Alters indiziert, da andere Strategien zur Verfügung stehen, deren Wirksamkeit bewiesen ist. Es existieren zwar zahlreiche Hinweise aus Beobachtungsstudien, dass bei frühem Behandlungsbeginn das Risiko für Herzinfarkte reduziert werden kann. Im Gegensatz dazu wurde in der WHI, einer randomisierten kontrollierten Studie, ein nichtsignifikanter Trend zur Risikoreduktion unter ET in der Altersgruppe von 50–59 Jahre beobachtet, nicht aber bei älteren Frauen. Unter Östrogen-Gestagen-Therapie (EPT) war das Risiko zu Behandlungsbeginn erhöht, nicht jedoch nach einer Behandlungsdauer über 5,6 Jahre. Insbesondere für ältere bzw. kardiovaskulär vorbelastete Frauen besteht initial ein erhöhtes Risiko. Eine systemisch wirksame HT sollte daher gerade bei älteren Frauen (über 60 Jahre) nur nach strenger Nutzen-Risiko-Abschätzung und unter Berücksichtigung der Risikofaktoren begonnen werden.

Eine HT ist nicht zur Primär- oder Sekundärprävention der koronaren Herzkrankheit indiziert. (B)

Zur Primär- und Sekundärprävention stehen andere Strategien zur Verfügung, deren Wirksamkeit bewiesen ist. (A)

Konsensstärke: starker Konsens

9 Zerebraler Insult

Eine HT erhöht das Risiko für einen zerebralen ischämischen Insult. Dieses Risiko sollte in einer Nutzen-Risiko-Abwägung immer beachtet werden, insbesondere bei älteren Frauen.

Statement

Eine HT erhöht das Risiko für einen zerebralen ischämischen Insult. (LoE 1a)

Konsensstärke: starker Konsens

Empfehlung

Die Erhöhung des Schlaganfallrisikos muss in die Nutzen-Risiko-Abwägung einer HT eingehen. (A)

Konsensstärke: starker Konsens

10 Venöse Thromboembolien

Eine HT erhöht das Risiko für venöse Thrombosen und Lungenembolien, besonders im ersten Jahr und bei Vorliegen von Risikofaktoren wie z. B. angeborene Gerinnungsstörungen. Eine Metaanalyse von Beobachtungsstudien zeigt, dass das Risiko unter transdermaler HT geringer ist.

Statement

Eine orale HT erhöht das Risiko für venöse Thrombosen und Lungenembolien (VTE). (LoE1a)

Konsensstärke: starker Konsens

Empfehlung

Das erhöhte Risiko für VTE muss in die Nutzen-Risiko-Abwägung einer HT eingehen, wobei das Risiko während des ersten Jahres besonders hoch ist und sich bei Vorliegen weiterer Risikofaktoren für VTE zusätzlich erhöht. (A)

Konsensstärke: starker Konsens

---

11 Alterungsprozesse der Haut

Die Datenlage ist insuffizient, um belastbare Aussagen zur Wirkung einer HT auf Alterungsprozesse der Haut zu machen. Kleinere Vergleichsstudien haben z. T. positive Wirkungen von Östrogenen auf Parameter der Hautalterung gezeigt. Aus wenigen randomisierten Studien mit kleinen Fallzahlen und erheblichen methodischen Mängeln liegen keine ausreichend abgesicherten Ergebnisse vor.

Statement

Eine Abmilderung der Alterungsprozesse der Haut durch eine HT ist nicht belegt. (LoE 2b)

Konsensstärke: starker Konsens

Empfehlung

Eine HT ist nicht indiziert, um die Alterungsprozesse der Haut abzumildern. (A)

Konsensstärke: starker Konsens

12 Androgenisierungserscheinungen der Haut

Für den Einsatz einer HT mit antiandrogenen Gestagenen (Cyproteronacetat [CPA], Chlormadinonacetat [CMA], Dienogest [DNG], Drospirenon [DRSP]) im Klimakterium und in der Postmenopause gibt es nur wenige verwertbare Studien. Insbesondere ist eine Aussage darüber, ob eine HT mit einem antiandrogen wirksamen Gestagen eine signifikante Verbesserung kutaner Androgenisierungserscheinungen bewirkt, nicht möglich, da zu dieser Fragestellung bisher keine Studien durchgeführt worden sind. Wenn allerdings eine Östrogen-Gestagen-Therapie infrage kommt, sollten bei Frauen mit kutanen Androgenisierungserscheinungen eher Präparate mit antiandrogener Gestagenkomponente eingesetzt werden anstelle von Präparaten, deren Gestagen zur Gruppe der 17-Nortestosteronderivate gehören.

Statement

Eine Verminderung von Androgenisierungserscheinungen der Haut durch eine HT ist nicht belegt. (LoE 5)

Konsensstärke: starker Konsens

Empfehlung

Eine HT ist nicht indiziert, um Androgenisierungserscheinungen der Haut abzumildern. (A

Konsensstärke: starker Konsens

13 Erkrankungen der Gallenblase und -gänge

Eine HT erhöht das Risiko für Gallenwegserkrankungen. Dies ist im Wesentlichen auf die Östrogenkomponente zurückzuführen. Das Risiko ist unter transdermaler Therapie wahrscheinlich weniger stark erhöht.

Statement

Unter HT finden sich Hinweise für eine erhöhte Häufigkeit von Gallenblasen/-gangserkrankungen, insbesondere von Cholezystolithiasis und Cholezystitis/Cholangitis sowie auch von Cholezystektomien. (LoE Ib)

Konsensstärke: starker Konsens

Empfehlung

Bei der Nutzen-Risiko-Abwägung ist das erhöhte Risiko für Cholezystitis/Cholangitis, Cholezystolithiasis und Cholezystektomien mit einzubeziehen. (A)

Konsensstärke: Konsens

---

14 Kognition

Für prämenopausale Frauen nach beidseitiger Oophorektomie existiert begrenzte Evidenz aus älteren klinischen Studien, dass eine ET einen kurzzeitigen kognitiven Nutzen mit sich bringt. Die langfristigen Wirkungen einer während der menopausalen Transition oder in der frühen Postmenopause begonnenen HT sind unbekannt. Weder eine ET noch eine EPT hat das Nachlassen kognitiver Funktionen bei älteren postmenopausalen Frauen verhindert, weder als kurzzeitige noch als längerfristige Therapie. Die Evidenz ist nicht ausreichend, um einschätzen zu können, ob spezielle Formen der HT einen Nutzen haben könnten.

15 Demenz

Beobachtungsstudien zeigten bei HT-Anwendung eine Reduktion des Risikos für eine Demenz, z. B. für M. Alzheimer. Die Untersuchungen sind jedoch heterogen und weisen substantiellen Bias auf, so dass aufgrund der unzureichenden Datenqualität keine Empfehlungen ableitbar sind.

Der Zusammenhang von HT und Demenz wurde in der The Women's Health Initiative Memory Study (WHIMS) als Teil der WHI an über 65-jährigen Frauen untersucht. Der Endpunkt „milde kognitive Beeinträchtigung" war weder nach kombinierter Anwendung von konjugierten equinen Östrogenen (CEE) und Medroxyprogesteronacetat (MPA) noch nach alleiniger Anwendung von CEE signifikant unterschiedlich von der Placebo-Gruppe. Bei dem Endpunkt „mögliche Demenz" ergab sich ein signifikant erhöhtes relatives Risiko für CEE und MPA, jedoch kein Unterschied für CEE alleine versus Placebo.

Bei Frauen mit der Diagnose einer milden bis mäßigen Alzheimer-Demenz konnte kein signifikanter Unterschied zwischen einer einjährigen Östrogentherapie und Placebo im Bezug auf das Gesamtbild der Alzheimer-Demenz gezeigt werden.

Statements

Eine HT zeigt keinen Nutzen in Bezug auf Demenzsymptome bei Frauen mit Alzheimer-Erkrankung. (LoE 1a)

Konsensstärke: starker Konsens

Eine kombiniert kontinuierliche HT erhöht das Risiko einer Demenz für Frauen im Alter über 65 Jahre. (LoE 2a)

Konsensstärke: starker Konsens

Empfehlung

Eine HT soll zur Verringerung des Risikos einer Demenz nicht empfohlen werden. (A)

Konsensstärke: starker Konsens

16 Mammakarzinom

Die Anwendung einer EPT erhöht das Brustkrebsrisiko. Die Risikoerhöhung zeigte sich ab einer Anwendungsdauer von fünf oder mehr Jahren. Metaanalysen, die Beobachtungsstudien und randomisiert-kontrollierte Studie einbezogen haben, zeigten eine Steigerung des Brustkrebsrisikos auch durch eine ET. Der Effekt war schwächer ausgeprägt als der einer EPT. Zudem war die Risikoerhöhung im Vergleich zur EPT erst nach längeren Anwendungszeiten zu beobachten. Die WHI hat kein erhöhtes Risiko nach einer mittleren Anwendungszeit der ET von 7,1 Jahren gezeigt. Nach Absetzen einer HT sinkt das Risiko und ist nach wenigen Jahren nicht unterschiedlich zu dem von Frauen, die niemals eine HT angewendet haben.

17 Endometriumkarzinom

Eine ET führt zu einem erhöhten Endometriumkarzinomrisiko. Dieser Effekt ist zeit- und dosisabhängig. Eine kombinierte EPT mit einem Gestagen in adäquater Dosierung für mindestens zehn Tage pro Behandlungsmonat erhöht das Endometriumkarzinomrisiko nicht.

Eine niedrig dosierte vaginale ET, wie sie zur Vermeidung der Vaginalatrophie eingesetzt wird, erhöht das Endometriumkarzinomrisiko wahrscheinlich nicht. Die Datenlage ist jedoch diesbezüglich sehr eingeschränkt.

18 Ovarialkarzinom

In der Vergangenheit wurde der Zusammenhang zwischen der Anwendung einer HT und dem Ovarialkarzinomrisiko kontrovers diskutiert. Jüngere Metaanalysen konnten eine Steigerung des Ovarialkarzinomrisikos bei Anwendung einer ET oder EPT nachweisen.

19 Kolorektale Karzinome

Das Risiko für Kolon- und Rektumkarzinome ist Beobachtungsstudien zufolge bei Frauen, die jemals eine ET oder eine EPT angewendet haben, erniedrigt. Bei laufender Anwendung einer HT war diese Wirkung stärker. In der WHI als randomisierter Placebo-kontrollierter Studie ergab sich nur für die EPT eine signifikante Risikoreduktion.

Statement

Eine EPT senkt das Risiko für kolorektale Karzinome, eine ET nicht. (LoE 2a)

Konsensstärke: Konsens

Empfehlung

Hieraus ergibt sich keine Indikation für eine HT. (A)

Konsensstärke: starker Konsens

20 HT nach Malignomerkrankung

Nach Mammakarzinom zeigte sich in einer jüngeren randomisierten Studie unter einer HT ein deutlich erhöhtes Rezidivrisiko.

Zur Bewertung des Risikos der HT nach Endometrium-, Ovarial- und kolorektalen Karzinomen liegen nur einige Beobachtungsstudien vor. Diese zeigen kein erhöhtes Rezidivrisiko unter Anwendung einer HT. Die Fallzahlen sind zu gering, um zuverlässige Aussagen zur Sicherheit der HT nach Behandlung der oben angegebenen Malignome zu machen.

Statements

Eine HT steigert das Risiko für ein Rezidiv nach behandeltem Mammakarzinom. (LoE 2 b)

Das Risiko einer HT nach behandelten Endometrium-, Ovarial- oder kolorektalen Karzinomen ist nicht ausreichend untersucht. (LoE 2b)

Zu anderen Tumorentitäten können aufgrund fehlender Daten keine Aussagen gemacht werden. (LoE 5)

Konsensstärke: starker Konsens/Konsens

Empfehlung

Eine HT ist nach behandeltem Mammakarzinom kontraindiziert. (A)

Konsensstärke: starker Konsens

21 Prämature Menopause

Frauen mit einem vorzeitigen Einsetzen der Menopause. (< 40. Lebensjahr) stellen eine heterogene Gruppe dar. Die vorliegenden Studien untersuchten überwiegend Frauen, die ovarektomiert wurden. Es erscheint klinisch sinnvoll, bei Frauen mit prämaturer Menopause eine HT mindestens bis zum durchschnittlichen Menopausealter (ca. 50 Jahre) einzusetzen.

Statements

Ob Nutzen und Risiken einer HT bei Frauen mit prämaturer Menopause verschieden sind von denen bei Frauen mit Eintritt der Menopause um das 50. Lebensjahr, ist unklar. (LoE 2a)

Eine HT ist bei symptomatischen Frauen mit prämaturer Menopause zur Behandlung von Hitzewallungen und vaginaler Atrophie geeignet. (LoE 2a)

Konsensstärke: starker Konsens/Konsens

Empfehlung

Eine HT kann bei Frauen mit prämaturer Menopause bis zum durchschnittlichen Menopausealter durchgeführt werden. (0)

Konsensstärke: Konsens

22 Alternative Therapien

Es gibt derzeit keinen Nachweis einer sicheren Effektivität pflanzlicher Therapien auf vasomotorische Beschwerden. Isoflavone oder Cimicifuga racemosa können bei leichten Hitzewallungen und Schweißausbrüchen in Erwägung gezogen werden, da in Einzelfällen eine Reduktion der klimakterischen Beschwerden möglich ist. Die Wirksamkeit kann individuell nicht vorausgesagt werden. Bei starken vasomotorischen Beschwerden ist ein ausreichender therapeutischer Effekt nicht zu erwarten. Bei Vorliegen von Kontraindikationen gegen hormonale Therapien und dringendem Therapiewunsch kommen als individueller Therapieversuch selektive Serotoninwiederaufnahmehemmer (SSRI) und Gabapentin infrage. Beide Substanzen sind für diese Indikation allerdings derzeit nicht zugelassen. Notwendig ist daher eine medizinische Begründung auf Basis der Nutzen-Risiko-Abwägung und eine Aufklärung der Patientin/des Patienten über den Sachverhalt („off-label-use"). Für alle alternativen Therapien liegen heute keine ausreichenden Daten zur Langzeitsicherheit vor.

Statements

Isoflavonhaltige Nahrungsergänzungsmittel aus Soja und Rotklee oder eine phytoöstrogenreiche Ernährung vermindern Hitzewallungen nicht oder, wenn überhaupt, dann nur marginal. (LoE1a)

Mögliche Risiken alternativer Therapien können heute nicht ausreichend bewertet werden. (LoE1a)

Konsensstärke: starker Konsens

Empfehlung

Phytoöstrogene, andere pflanzliche und nichthormonale Therapien können nicht als Alternative zur HT empfohlen werden. (0)

Konsensstärke: starker Konsens

23 Risikokommunikation

Die Risikokommunikation besteht darin, die Nutzenwahrscheinlichkeiten und die Schadensrisiken der HT der Patientin und ggf. auch einer Begleitperson zu vermitteln.

Für die individuelle Abschätzung und Abwägung der Nutzenwahrscheinlichkeiten und der Schadensrisiken einer HT sind individuelle Faktoren wie allgemeiner Gesundheitszustand, Alter, Menopausenalter, vorausgehende HT, Anwendungsdauer, Dosierung und Typ der HT, Erkrankungen unter HT-Anwendung zu berücksichtigen. Um ratsuchende Frauen über Risiken der HT adäquat zu informieren, muss die Ärztin/der Arzt die Prinzipien der Risikokalkulation kennen. Er/sie sollte darüber hinaus in der Lage sein, diese so zu vermitteln, dass die Patientin eine individuelle Entscheidung für oder gegen die Einleitung einer HT treffen kann. Die für das Gespräch notwendigen Zahlen finden Sie in der Langversion (s. Kapitel Risikokommunikation) und dem Balance Sheet (s. Anhang).

24 Anhang

24.1 Liste der verwendeten Abkürzungen

HT	Hormontherapie in der Peri- und Postmenopause
ET	Östrogentherapie
EPT	Östrogen-Gestagen-Therapie
LoE	Level of Evidence
WHI	Women's Health Initiative
HERS	Heart and Estrogen/Progestin Replacement Study
VTE	venöse Thromboembolien
CPA	Cyproteronacetat
CMA	Chlormadinonacetat
DNG	Dienogest
DRSP	Drospirenon
WHIMS	The Women's Health Initiative Memory Study
CEE	konjugierte equine Östrogene
MPA	Medroxyprogesteronacetat
SSRI	Serotoninwiederaufnahmehemmer

24.2 Evidenzlevel

LoE	Studien zur Diagnose nach (1)
1a 1b 1c	systematische Übersicht über Level-1-diagnostische Studien oder diagnostische Entscheidungsregel, begründet auf 1b-Studien, validiert in verschiedenen klinischen Zentren Validierungs-Kohortenstudie mit gutem Referenzstandard oder diagnostischer Entscheidungsregel, validiert in einem Zentrum Alle-oder-Keiner-Prinzip (absolute SpPins und SnNouts)
2a 2b	systematische Übersicht über Level-2-diagnostische Studien explorative Kohortenstudie mit gutem Referenzstandard
3a 3b	systematische Übersicht über Level-3-diagnostische Studien nichtkonsekutive Studie oder ohne Konsistenz der angewendeten Referenzstandards
4	Fallkontrollstudien, schlechte oder nicht unabhängige Referenzstandards
5	Expertenmeinung ohne exakte Bewertung der Evidenz oder basierend auf physiologischen Modellen/Laborforschung
LoE	Studien zur Prävention/Ätiologie/Therapie nach (1)
1a 1b 1c	systematische Übersicht über randomisierte kontrollierte Studien (RCT) eine RCT (mit engem Konfidenzintervall) Alle-oder-Keiner-Prinzip
2a 2b 2c	systematische Übersicht über gut geplante Kohortenstudien eine gut geplante Kohortenstudie oder ein RCT minderer Qualität Outcome-Studien, ökologische Studien
3a 3b	systematische Übersicht über Fallkontrollstudien eine Fallkontrollstudie
4	Fallserien oder Kohorten-/Fallkontrollstudien minderer Qualität
5	Expertenmeinung ohne explizite Bewertung der Evidenz oder basierend auf physiologischen Modellen/Laborforschung

24.3 Konsensuskriterien

Konsensuskriterien für den Empfehlungsgrad:
Konsistenz der Studienergebnisse,
klinische Relevanz der Endpunkte und Effektstärken,
Nutzen-Risiko-Verhältnis,
ethische Verpflichtung,
Patientenpräferenzen,
Anwendbarkeit, Umsetzbarkeit.

Grad	Empfehlungsgrad für die Handlungsoption nach (2)
A	starke Empfehlung „SOLL"
B	Empfehlung „SOLLTE"
0	Empfehlung offen „KANN" (Handlungsoption)

Negativempfehlungen werden sprachlich ausgedrückt:
„NICHT" bei gleichen Symbolen.

GA	Guideline-Adaptation
GCP	Good Clinical Practice
GEP	Good Epidemiology Practice

25 Literatur

(1) Philipps B, Sackett D, Badenoch D, Strauss S, Haynes B, Dawes M. Centre of Evidence Based Medicine Oxford, 2001. Dt. autorisierte Übersetzung: Schlömer G. FR Gesundheit, Universität Hamburg

26 Balance Sheet

Endpunkt (EPT)	Relative Risiken (RR) ET: Östrogentherapie EPT: Östrogen-Gestagen-Therapie HR: Hazard Ratio	Absolute Risiken (AR)	Number needed to harm (+NNH)/ Number needed to treat (−NNT)
Hitze-wallungen	OR 0,13 (95% KI 0,07–0,23)	k. A.	k. A.
Rezidivie-rende Harnwegs-infekte	Vaginale ET (2 Studien): RR 0,25 (95% KI 0,13–0,30) RR 0,64 (95% KI 0,47–0,86)	k. A.	k. A.
Koronare Herzkrank-heit	ET: Myokardinfarkt und koronarer Tod: HR 0,91 (95% KI 0,75–1,12)	−5 Ereignisse/ 10.000 Frauen/ Anwendungsjahr (entsprechend 49 [Hormongruppe] ver- sus 54 Ereignisse [Placebogruppe]; statistisch nicht signi- fikant)	
	nach Herzinfarkt: HR 0,99 (95% KI 0,70–1,41)		
	EPT: HR 1,24 (95% KI 1,00–1,54)	+6 Ereignisse/ 10.000 Frauen/ Anwendungsjahr (39 [Hormongruppe] versus 33 Ereignisse [Placebogruppe])	+1667
Insult	ET: zerebrale Insulte: HR 1,39 (95% KI 1,10–1,77)	+12 Ereignisse/ 10.000 Frauen/ Anwendungsjahr (44 [Hormongruppe] versus 32 Ereignisse [Placebogruppe])	+833
	EPT: ischämische Insulte: HR 1,44 (95% KI 1,09–1,90)	+8 Ereignisse/ 10.000 Frauen/ Anwendungsjahr (26 [Hormongruppe] versus 18 Ereignisse [Placebogruppe])	+1250

Endpunkt (EPT)	Relative Risiken (RR) ET: Östrogentherapie EPT: Östrogen-Gestagen-Therapie HR: Hazard Ratio	Absolute Risiken (AR)	Number needed to harm (+NNH)/ Number needed to treat (−NNT)
	hämorrhagischer Schlaganfall: HR 0,82 (95% KI 0,43–1,56)	+0 Ereignisse/ 10.000 Frauen/ Anwendungsjahr (4 [Hormongruppe] versus 4 Ereignisse [Placebogruppe])	
Thromboembolische Ereignisse	ET: HR 1,47 (95% KI adjustiert 0,87–2,47)	+6 Ereignisse/ 10.000 Frauen/ Anwendungsjahr (21 [Hormongruppe] versus 15 Ereignisse [Placebogruppe])	+1667
	EPT: HR 2,06 (95% KI adjustiert 1,57–2,70)	+17 Ereignisse/ 10.000 Frauen/ Anwendungsjahr (35 [Hormongruppe] versus 17 Ereignisse [Placebogruppe])	+588
Demenz	EPT: RR 1,97 (95% KI 1,16–3,33)	+23 Ereignisse/ 10.000 Frauen/ Anwendungsjahr (45 [Hormongruppe] versus 22 Ereignisse [Placebogruppe])	+435
Frakturen	EPT: Schenkelhalsfrakturen: HR 0,66 (95% KI 0,45–0,98)	−5 Ereignisse/ 10.000 Frauen/ Anwendungsjahr (10 [Hormongruppe] versus 15 Frakturen [Placebogruppe])	−2000
	Wirbelkörperfrakturen: HR 0,66 (95% KI 0,44–0,98)	−6 Ereignisse/ 10.000 Frauen/ Anwendungsjahr (9 [Hormongruppe] versus 15 Frakturen [Placebogruppe])	−1667

Endpunkt (EPT)	Relative Risiken (RR) ET: Östrogentherapie EPT: Östrogen-Gestagen-Therapie HR: Hazard Ratio	Absolute Risiken (AR)	Number needed to harm (+NNH)/ Number needed to treat (−NNT)
	Gesamtfrakturrate: HR 0,76 (95% KI 0,69–0,85)	−44 Ereignisse/ 10.000 Frauen/ Anwendungsjahr (147 [Hormongruppe] versus 191 Frakturen [Placebogruppe])	−227
	ET: proximale Femurfrakturen: HR 0,61 (95% KI 0,41–0,91)	−6 Ereignisse/ 10.000 Frauen/ Anwendungsjahr (11 [Hormongruppe] versus 17 Frakturen [Placebogruppe])	−1667
	Wirbelkörperfrakturen: HR 0,62 (95% KI 0,42–0,93)	−6 Ereignisse/ 10.000 Frauen/ Anwendungsjahr (11 [Hormongruppe] versus 17 Frakturen [Placebogruppe])	−1667
	Gesamtfrakturrate: HR 0,70 (95% KI 0,63–0,79)	−56 Ereignisse/ 10.000 Frauen/ Anwendungsjahr (139 [Hormongruppe] versus 195 Frakturen [Placebogruppe])	−179
Jegliche Gallen- wegserkran- kungen	ET: HR 1,67 (95% KI 1,35–2,06)	+31 Ereignisse/ 10.000 Frauen/ Anwendungsjahr (78 [Hormongruppe] versus 47 Ereignisse [Placebogruppe])	+323
	EPT: HR 1,59 (95% KI 1,28–1,97)	+20 Ereignisse/ 10.000 Frauen/ Anwendungsjahr (55 [Hormongruppe] versus 35 Ereignisse [Placebogruppe])	+500

Endpunkt (EPT)	Relative Risiken (RR) ET: Östrogentherapie EPT: Östrogen-Gestagen-Therapie HR: Hazard Ratio	Absolute Risiken (AR)	Number needed to harm (+NNH)/ Number needed to treat (−NNT)
Mamma-karzinom	EPT: RR 1,26 (95% KI 1,00–1,59)	+ 8 Mammakar-zinome/10.000 Frauen/Anwendungs-jahr (38 [Hormon-gruppe] versus 30 Ereignisse [Placebo-gruppe])	+1250
	ET: RR 0,77 (95% KI 0,59–1,01)	−7 Mammakar-zinome/10.000 Frauen/Anwendungs-jahr (statistisch nicht signifikant)	
Ovarialkarzi-nom	EPT: RR 1,11 (95% KI 1,020–1,207) ET: RR 1,284 (95% KI 1,178–1,399)		
Kolorektal-karzinom	EPT: HR 0,63 (95% KI 0,43–0,92)	−6 kolorektale Kar-zinome/10.000 Frauen/Anwendungs-jahr (10 [Hormon-gruppe] versus 16 Ereignisse [Placebo-gruppe])	−1667
	ET: HR 1,08 (95% KI 0,75–1,55)	+1 kolorektales Karzi-nom/10.000 Frauen/ Anwendungsjahr (sta-tistisch nicht signifi-kant)	
nach Mamma-karzinom	EPT: HR 2,4 (95% KI 1,3–4,2)		

Literatur siehe Kapitel „Risikokommunikation" in der Langversion.

Das oben angegebene Balance-Sheet dient zur Darstellung des Risikos einer HT bezüg-lich einzelner Endpunkte.

Verschiedene Maßzahlen stehen zur Verfügung, um die Stärke des Effektes von Interventionen zu quantifizieren:

Die absolute Risikoreduktion (ARR absolute risk reduction) beschreibt die absolute Differenz der Rate an ungünstigen Ereignissen in der experimentellen Gruppe (E) im Vergleich zur Kontrollgruppe (K), wenn die experimentelle Behandlung wirksam ist (ARR = K – E).

Der Kehrwert der ARR ergibt die Number needed to treat (1/ARR = NNT). Die NNT ist ein klinisch intuitives Effektmaß für Endpunkte, um die Auswirkung einer Behandlung zu beschreiben. Sie gibt die Anzahl an Patienten wieder, die behandelt werden müssen, um ein zusätzliches ungünstiges Ereignis zu verhindern.

Der Kehrwert der ARI ergibt die Number needed to harm (1/ARI = NNH). Die NNH ist ein klinisch intuitives Effektmaß für Endpunkte, um die unerwünschten Auswirkung einer Behandlung zu beschreiben. Sie gibt die Anzahl an Patientinnen wieder, die behandelt werden müssen, um ein zusätzliches ungünstiges Ereignis zu bewirken.

Die absolute Risikozunahme (ARI, absolute risk increase) beschreibt die absolute Differenz der Rate an ungünstigen Ereignissen in der experimentellen Gruppe im Vergleich zur Kontrollgruppe, wenn die experimentelle Behandlung schlechter ist (ARI = |K minus E|).

Die relative Risikoreduktion (RRR) bezeichnet die relative Senkung der Rate an ungünstigen Ereignissen in der experimentellen Gruppe einer Studie im Vergleich zur Kontrollgruppe (RRR = |K minus E| / K).

Beispiel Phlebothrombose

Wenn die jährliche Rate von Phlebothrombosen bei postmenopausalen Anwenderinnen einer oralen ET pro Jahr 22 pro 10.000 Frauen und bei Nichtanwenderinnen 11 pro 10.000 ist, ergibt sich ein RR von:

$$RR = \frac{22}{10.000/\text{Jahr}} \div \frac{11}{10.000/\text{Jahr}} = 2$$

Dies bedeutet, dass sich das Risiko für eine Phlebothrombose bei einjähriger ET-Anwendung verdoppelt. Ein RR von über 1,0 gibt eine Risikosteigerung an. Ein RR von 1,2 heißt, dass das Risiko um 20% erhöht ist. Ein RR von unter 1,0 zeigt eine Risikoreduktion an. Beispielsweise bedeutet ein RR von 0,50 eine Risikosenkung um 50%, die Wahrscheinlichkeit des Ereignisses ist bei HT-Exposition also nur halb so hoch wie bei Nichtanwendung.

Für die Bewertung von Risiken sind Angaben über das absolute Risiko (AR) häufig hilfreicher. Mit dem AR wird die Risikodifferenz angegeben, indem der Inzidenzunterschied zwischen exponierter und nichtexponierter Population kalkuliert wird. In dem o. a. Beispiel zu dem Risiko von Phlebothrombosen bei ET-Anwendung ist das AR:

$$AR = \frac{22}{10.000/\text{Jahr}} - \frac{11}{10.000/\text{Jahr}} = \frac{11}{10.000/\text{Jahr}}$$

Dies bedeutet, dass bei 10.000 Frauen, die eine orale ET anwenden, jährlich 11 zusätzliche Phlebothrombosen auftreten. Die Veränderung des AR hängt dabei allerdings erheblich von dem Ausgangsrisiko der exponierten Personen ab.

Erstfassung	2009
Beteiligte Fachgesellschaften, Arbeitsgemeinschaften und Organisationen	**Fachgesellschaften** Deutsche Gesellschaft für Gynäkologie und Geburtshilfe · Arbeitsgemeinschaft Gynäkologische Onkologie · Arbeitsgemeinschaft für Urogynäkologie und plastische Beckenbodenrekonstruktion Deutsche Krebsgesellschaft Deutsche Gesellschaft für Innere Medizin Deutsche Gesellschaft für Endokrinologie Deutsche Gesellschaft für Kardiologie Deutsche Gesellschaft für Neurologie Deutsche Gesellschaft für Senologie Dachverband Osteologie Deutsche Gesellschaft für Angiologie Deutsche Gesellschaft für Medizinische Informatik, Biometrie und Epidemiologie Deutsche Menopausengesellschaft Deutsche Gesellschaft für Psychosomatische Frauenheilkunde und Geburtshilfe Deutsche Gesellschaft für Allgemeinmedizin und Familienmedizin Deutsche Gesellschaft für Gynäkologische Endokrinologie und Fortpflanzungsmedizin **Berufsverbände** Berufsverband für Frauenärzte **Weitere Institutionen** Women's Health Coalition Frauenselbsthilfe nach Krebs

Autoren	Prof. Dr. med. O. Ortmann, Regensburg (Federführung)
	Autoren und methodische Begleitung
	Dr. med. C. Albring, Hannover
	Prof. Dr. med. E. Baum, Bieber
	Prof. Dr. med. M. J. Beckermann, Köln
	Prof. Dr. med. M. W. Beckmann, Erlangen
	Prof. Dr. med. M. Blettner, Mainz
	Prof. Dr. med. B. Böhm, Berlin
	Prof. Dr. med. C. Brucker, Nürnberg
	Prof. Dr. med. M. Dören, Berlin
	Prof. Dr. med. G. Emons, Göttingen
	PD Dr. med. D. Foth, Köln
	Prof. Dr. med. F. Geisthövel, Freiburg
	Prof. Dr. med. Th. Gudermann, München
	Prof. Dr. med. P. Hadji, Marburg
	Prof. Dr. med. L. Kiesel, Münster
	Prof. Dr. med. D. Klemperer, Regensburg
	Dr. K. König, Steinbach
	Prof. Dr. med. I. Kopp, Marburg
	Prof. Dr. med. R. Kreienberg, Ulm
	Prof. Dr. med. E. Lindhoff-Last, Frankfurt
	Prof. Dr. med. A. Ludolph, Ulm
	Prof. Dr. med. A. O. Mueck, Tübingen
	I. Naß-Griegoleit, Darmstadt
	Dr. med. D. Noss, Regensburg
	Prof. Dr. med. E. Petri, Schwerin
	Prof. Dr. med. Th. Rabe, Heidelberg
	Prof. Dr. med. V. Regitz-Zagrosek, Berlin
	H. Schulte, Neukirchen
	Dr. med. F. Siedentopf, Berlin
	Prof. Dr. med. Th. Strowitzki, Heidelberg
	Prof. Dr. med. E. Windler, Essen
	Dipl. math. Oec. T. Zemmler, Ulm
Anmerkungen	S3-Leitlinie
	Methoden- und Leitlinienreport siehe Homepages der DGGG
	und der AWMF

DGGG Leitlinienregister 2010	2	Gynäkologische Endokrinologie und Fortpflanzungsmedizin
	2.2	Fortpflanzungsmedizin
	2.2.1	Infektionsdiagnostik und Infektionsprophylaxe bei Verfahren der assistierten Reproduktion
AWMF Leitlinienregister	015/040 (S1)	

Deutsche Gesellschaft für Gynäkologie und Geburtshilfe (DGGG),
Arbeitsgemeinschaft Infektiologie und Infektimmunologie in Gynäkologie und
Geburtshilfe (AGII), Deutsche Gesellschaft für Gynäkologische Endokrinologie
und Fortpflanzungsmedizin (DGGEF)

Infektionsdiagnostik und Infektionsprophylaxe bei Verfahren der assistierten Reproduktion

Inhaltsverzeichnis

1   Einleitung

Die intrauterine Insemination (IUI), die In-vitro-Fertilisation mit Embryotransfer (IVF/ET) und verwandte Verfahren der assistierten Reproduktion (assisted reproductive techniques, ART) bergen für die Patientin, das Personal des jeweiligen reproduktionsmedizinischen Zentrums und nicht zuletzt auch für eine aus der Behandlung resultierende Schwangerschaft grundsätzlich das Risiko einer Übertragung von Krankheitserregern.

Selbstverständlich gilt dies auch für eine Konzeption per vias naturales. Bei reproduktionsmedizinischen Interventionen übernehmen die beteiligten Ärztinnen und Ärzte jedoch eine besondere Verantwortung für die Gesundheit der behandelten Frau sowie des möglicherweise aus der Behandlung hervorgehenden Kindes, die sich auch in den Richtlinien zur Durchführung der assistierten Reproduktion der Bundesärztekammer widerspiegelt (37). Dort heißt es in Abschnitt 3.3: „Jeder Anwendung dieser Methode hat eine sorgfältige Diagnostik bei den Ehepartnern vorauszugehen, die alle Faktoren berücksichtigt, die sowohl für den unmittelbaren Therapieerfolg als auch für die Gesundheit des Kindes von Bedeutung sind."

Somit sind unter anderem potentielle Infektionsrisiken zu berücksichtigen. Die Keime können natürlicherweise aus dem unteren Genitaltrakt der Patientin bzw. aus dem Ejakulat des (Ehe-)Partners stammen oder iatrogen über Kulturmedien bzw. medizinisches Gerät übertragen werden. Nach Eintritt einer Schwangerschaft können akute und chronische Infektionen der Mutter das Kind gefährden. In der vorliegenden Arbeit nehmen die Deutsche Gesellschaft für Gynäkologische Endokrinologie und Fortpflanzungsmedizin (DGGEF) und die Arbeitsgemeinschaft für Infektionen und Infektionsimmunologie (AGII) der Deutschen Gesellschaft für Gynäkologie und Geburtshilfe (DGGG) Stellung zu den Infektionsrisiken der assistierten Reproduktion und geben Empfehlungen zur Infektionsdiagnostik und den sich daraus ergebenden Konsequenzen sowie zur Minimierung verfahrensbedingter Infektionsrisiken. Nicht eingegangen werden soll hier auf die besonderen Aspekte der donogenen Insemination.

2 Regelwerke

Vor Behandlungsbeginn einer Therapie mittels ART sind einige Punkte in Bezug auf eine potentielle Infektion von Bedeutung. Hierbei gibt es eine Vielzahl von Vorschriften, die kürzlich erst durch das sog. Gewebegesetz ergänzt wurden.

Gemäß den Richtlinien des Bundesausschusses der Ärzte und Krankenkassen soll beim Mann ein HIV-Test erfolgen. Bei der Frau sind ein HIV-Test, eine Bestimmung des Hbs-Ag und ein Röteln-Test vorgeschrieben. Bei entsprechender Anamnese ist die infektiologische Diagnostik zu erweitern.

In Anlehnung an die EU-Richtlinien von 2006 hat das Bundesministerium für Gesundheit in einer Verordnung im Zusammenhang mit dem Gewebegesetz festgelegt, dass „Zellspender" frühestens sieben Tage vor jeder Eizellentnahme oder Samengewinnung ein Screening für HIV, Hepatitis B und Hepatitis C durchführen lassen müssen.

Folgende Vorschriften seien hier erwähnt (siehe Tabelle 1):

Tab. 1: Regelwerke zum Thema.

Verordnung im Zusammenhang mit dem Gewebegesetz BMG April 2008 (64)	Das Bundesministerium für Gesundheit hat mit Wirkung zum 5.4.2008 eine Verordnung erlassen, die es erforderlich macht, dass frühestens sieben Tage vor jeder Eizellentnahme oder Samengewinnung folgende Untersuchungen auf HIV und Hepatitis (ansteckende Gelbsucht) durchzuführen sind: Anti-HIV-1,2, HbsAg, Anti-HBc, Anti-HCV-Ab
EU-Richtlinie 2006 (45, 46)	Am 8.2.2006 wurde die Richtlinie 2006/17/EG der Europäischen Kommission zur Durchführung der Richtlinie 2004/23/EG vom 31.3.2004 zur Festlegung von Qualitäts- und Sicherheitsstandards für die Spende, Beschaffung, Testung, Verarbeitung, Konservierung, Lagerung und Verteilung von menschlichen Geweben und Zellen erlassen. Im Anhang III zu Auswahlkriterien und vorgeschriebenen Labortests für Spender von Keimzellen heißt es: Partnerspende (zur Direktverwendung): Die Auswahlkriterien und Labortests für Spender brauchen bei der Partnerspende von Keimzellen zur Direktverwendung nicht angewendet zu werden. Partnerspende (nicht zur Direktverwendung): Folgende biologische Tests sind durchzuführen, um festzustellen, ob das Risiko einer Kreuzkontamination besteht: HIV 1 und 2 (Anti-HIV-1,2) Hepatitis B (Hbs-Ag, Anti-HBc), Hepatitis C (Anti-HCV-Ab). Spenden von Dritten: Die Serum- oder Plasmaproben der Spender müssen beim Test negativ auf HIV 1 und 2, HCV, HBV und Syphilis reagieren; die Urinproben von Spermaspendern müssen darüber hinaus beim Test auf Chlamydien mittels Nukleinsäure-Amplifikationsverfahren (NAT) negativ reagieren.
GewEV 2006 (20)	In dem Entwurf vom 18.8.2006 zur Verordnung der Bundesministerin für Gesundheit und Frauen zur Festlegung von Standards für die Gewinnung von zur Verwendung beim Menschen bestimmten menschlichen Zellen und Geweben heißt es: Auswahlkriterien für die Spender von Keimzellen: Die Auswahlkriterien gemäß § 3 und Laboruntersuchungen gemäß § 4 gelten nicht für Spender bei der Partnerspende von Keimzellen zur Direktverwendung. Folgende Laboruntersuchungen sind durchzuführen, um festzustellen, ob das Risiko einer Kreuzkontamination besteht: HIV 1 und 2 (Anti-HIV-1,2), Hepatitis B (HBsAg und Anti-HBc), Hepatitis C (Anti-HCV-Ab). Bei Sperma, das zur intrauterinen Samenübertragung verarbeitet und nicht gelagert wird, und sofern die Gewebebank nachweisen kann, dass dem Risiko der Kreuzkontamination und der Exposition des Personals durch die Anwendung validierter Verfahren begegnet wurde, ist die Laboruntersuchung möglicherweise nicht erforderlich. Die Serum- oder Plasmaproben der Spender müssen beim Test gemäß § 4 Abs. 1 negativ auf HIV 1 und 2, HCV, HBV und Syphilis reagieren; die Urinproben von Spermaspendern müssen darüber hinaus beim Test auf Chlamydien mittels Nukleinsäure-Amplifikationsverfahren (NAT) negativ reagieren.

BÄK-Richtlinie 2006 (37)	Die Muster-Richtlinie der Bundesärztekammer zur Durchführung der assistierten Reproduktion in der Novellierung von 2006 beschäftigt sich lediglich mit den Vorsorge-Untersuchungen im Zusammenhang mit Samenspenden bei der Insemination (INS) oder der In-vitro-Fertilisation (IVF). Diese sind in Deutschland prinzipiell zulässig. Es muss jedoch ergänzt werden, dass im föderalen System der 16 Bundesländer jede einzelne der 17 Landesärztekammern (zwei in Nordrhein-Westfalen) diese Muster-Richtlinie in die jeweilige Berufsordnung integrieren kann – aber nicht muss.
DGGG-Empfehlung 2004 (11)	Zwei Arbeitsgemeinschaften der Deutschen Gesellschaft für Gynäkologie und Geburtshilfe (DGGG) haben im Juni 2004 erstmals diese Empfehlungen zur Infektionsdiagnostik und Infektionsprophylaxe bei Verfahren der assistierten Reproduktion veröffentlicht.
BA-Richtlinie 2002 (47)	Die Richtlinien des Bundesausschusses der Ärzte und Krankenkassen über ärztliche Maßnahmen zur künstlichen Befruchtung, die im Februar 2002 zuletzt geändert wurden, sagt: „Voraussetzung für die Durchführung von Maßnahmen zur künstlichen Befruchtung nach diesen Richtlinien ist, dass beide Ehegatten zum Zeitpunkt der Durchführung der Maßnahmen HIV-negativ sind und dass bei der Frau ein ausreichender Schutz gegen die Rötelninfektion besteht." „Im Einzelnen kommen im Zusammenhang mit der Durchführung der Maßnahmen ... folgende Leistungen in Betracht: Untersuchung auf HIV-Antikörper bei beiden Ehegatten sowie auf Hbs-Ag bei der Frau."

3 Verfahrensbedingte Infektionsrisiken

3.1 Insemination, Follikelpunktion und Embryotransfer

Die physiologische Kolonisation des unteren weiblichen Genitaltrakts mit potentiell pathogenen Keimen birgt grundsätzlich die Möglichkeit, diese bei der Eizellgewinnung intraperitoneal oder in die Adnexorgane zu inokulieren bzw. bei einer Insemination oder einem Embryotransfer eine iatrogene Aszension zu begünstigen. Eine vorbereitende Desinfektion von Vagina und Portio mit handelsüblichen Desinfektionsmitteln ist aber nicht zu empfehlen, da diese auch auf Gameten bzw. Embryonen toxisch wirken können (17).

Eine Keimreduktion durch gründliches Auswaschen der Scheide und Abtupfen der Portio mit steriler Kochsalzlösung reduziert das Infektionsrisiko in gleichem Umfang, ohne jedoch die Schwangerschaftsraten zu reduzieren (63).

Bei einer Follikelpunktion, Insemination und einem Embryotransfer sollten weitestgehend Einmalinstrumente Verwendung finden. Alle sonstigen Gerätschaften, die unmittelbaren Kontakt mit der Patientin oder deren Körperflüssigkeiten haben, wie z.B. Ultraschallsonden und Punktionshilfen/Führungsaufsätze, sind mit mechanischen Barrieren zu schützen sowie vor und nach Gebrauch zu desinfizieren bzw. nach adäquater Reinigung zu sterilisieren.

Eine Infektion kann in Einzelfällen auch von akzidentellen Darmverletzungen oder der Punktion chronisch infizierter Hydro- bzw. Pyosalpingen ausgehen. Deshalb sollten Letztere vorbereitend saniert werden, was zumeist auf pelviskopischem Wege möglich ist. Nicht zuletzt kann damit auch die Implantationsrate gesteigert werden (57).

Insgesamt sind Infektionen im kleinen Becken als Komplikation der extrakorporalen Befruchtung nur kasuistisch beschrieben (25, 29, 70, 71). Nach den Daten des Deutschen IVF-Registers DIR wurde im Jahre 2006 bei 36.519 Follikelpunktionen lediglich ein Fall einer Peritonitis gemeldet (10).

Nach der Eizellgewinnung ist etwa jede vierte Punktionsnadel an der Spitze bakteriell kontaminiert und in jedem dritten Follikelpunktat sind Keime nachweisbar, die so in das Kulturmedium eingebracht werden können (7). Deshalb hat sich neben einer physikalischen Keimreduktion durch Spülen des Eizell-Kumulus-Komplexes eine Anreicherung des Kulturmediums mit Penicillin und Streptomycin bewährt (6). Eine prophylaktische Antibiotikagabe an die Patientin verbessert dagegen die Behandlungsergebnisse nicht und ist deshalb nicht zu empfehlen (33).

3.2 Ejakulatgewinnung und Ejakulataufbereitung

Auch das Ejakulat ist keinesfalls steril. Mit sensitiven Untersuchungsmethoden sind Keime in 90 bis 99% aller Spermaproben nachweisbar (12, 14). Vorwiegend handelt es sich dabei um die normale Standortflora der distalen Urethra, daneben um Bakterien der Haut- und Perinealflora (42).

Die Weltgesundheitsorganisation empfiehlt deshalb vor der Samengewinnung eine Keimreduktion durch Miktion, eine Reinigung der Glans penis und gründliches Händewaschen mit Wasser und Seife und abschließend das Abtrocknen von Händen und Genitale mit einem frischen Handtuch (68).

Im Labor bewirkt die Spermienaufbereitung mittels Swim-up oder Dichtegradientenzentrifugation eine effektive physikalische Keimreduktion. Zudem hat sich auch hier die Anreicherung des Kulturmediums mit Penicillin und Streptomycin bewährt (6).

Eine prophylaktische Antibiotikagabe an den Patienten verbessert den Erfolg der ART nicht (9, 33) und ist deshalb nicht zu empfehlen.

3.3 Labor

Im IVF-Labor sollte weitestgehend mit Einwegartikeln gearbeitet werden. Die Einhaltung der Hygieneempfehlungen für die Arbeit in Sterillaboratorien (48, 59) versteht sich von selbst.

Besondere Beachtung als potentielle Infektionsquelle verdient das Kulturmedium. Sofern nicht industriell gefertigte Medien verwendet werden, die einer Qualitätskontrolle des Herstellers unterliegen, sind bei der Verarbeitung die Empfehlungen der American Fertility Society (56) zu beachten: strenge Qualitätskontrolle des verwendeten Wassers zum Ausschluss von Pyrogenen, Endotoxinen und bakterieller Kontamination, sterile Fertigungsbedingungen unter weitestgehender Verwendung von Einmalmaterialien, Hitzesterilisation und ggf. Ultraschallreinigung von Mehrwegutensilien.

Bis rekombinante Serumsupplemente verfügbar sind, sollten möglichst humane Albuminpräparationen aus quarantänegelagerten Spenderpools verwendet werden, die auf HIV (humanes Immundefizienz-Virus), HBV (Hepatitis-B-Virus), HCV (Hepatitis-C-Virus), CMV (Zytomegalo-Virus) und Treponema pallidum (Syphilis) getestet sind. Ersatzweise sollte allenfalls das Serum der Patientin supplementiert werden (39, 59).

3.4 Kryokonservierung

Auch während der Kryokonservierung und Lagerung von Gameten bzw. imprägnierten Eizellen im Vorkernstadium (PN-Stadium) kann eine Kontamination erfolgen, wie der Fallbericht einer Hepatitis-B-Transmission im Lagerungsbehälter einer Knochenmarksbank illustriert (58). Damals waren allerdings außerordentlich undichte und fragile Gefriergutbeutel verwendet worden. Durch große Risse konnte Flüssigstickstoff eindringen und infektiöse Partikel ausspülen, die sich nicht nur im Sediment des Lagerbehälters wiederfanden, sondern auch in anderen Kryokonservaten.

In der Reproduktionsmedizin ist das kryokonservierte Material aber nicht annähernd so hoch virusbelastet wie Blut oder Knochenmark. Zudem führen Eizellpräparation und -kultur bzw. Spermienaufbereitung zu einer physikalischen Keimreduktion. Letztlich erscheint eine Virusfreisetzung aus dem vor der Lagerung erstarrten Gefriergut kryobiologisch extrem unwahrscheinlich. Dennoch sollten nur Gefriergutbehälter verwendet werden, die zuverlässig verschließbar sind und nicht porös werden bzw. deren mechanische Stabilität durch Umverpackung erhöht werden kann. Außerdem sollte der Lagerbehälter regelmäßig geleert und gereinigt werden (43).

3.5 Laborpersonal

Nicht zuletzt ist der Schutz des Laborpersonals beim Umgang mit den potentiell infektiösen Körperflüssigkeiten durch Sicherheitskautelen zu gewährleisten, entsprechend den Unfallverhütungsvorschriften der gesetzlichen Unfallversicherungsträger. Hierin wird unter anderem das Tragen von (ungepuderten) Handschuhen, Mantel und Schutzbrille bei Spritzgefahr, die weitestgehende Vermeidung von scharfen oder spitzen Instrumenten bzw. deren ordnungsgemäße Entsorgung, der Verzicht auf Mundpipetten bei der Eizell- und Embryomanipulation, die regelmäßige Desinfektion der Arbeitsflächen mit geeigneten Mitteln sowie die Ausstattung der Laborräume mit Handwaschbecken und Augenspüleinrichtung zur unverzüglichen Dekontamination vorgeschrieben.

Selbstverständlich sollte das Laborteam gegen Hepatitis B immunisiert sein.

Tabelle 2 fasst die empfohlenen Maßnahmen zur Reduktion verfahrensbedingter Infektionsrisiken zusammen.

Tab. 2: Maßnahmen zur Reduktion verfahrensbedingter Infektionsrisiken bei assistierter Reproduktion.

Vorbereitende Sanierung von Hydro- bzw. Pyosalpingen

Vor invasiven Maßnahmen Auswaschen der Vagina bzw. Abtupfen der Portio mit steriler isotoner Kochsalzlösung

Verwendung von Einmalinstrumenten bei Follikelpunktion, Spermienpräparation, Embryokultur und Embryotransfer

Hitzesterilisation und ggf. Ultraschallreinigung von Mehrwegutensilien

Anreicherung des Kulturmediums mit Penicillin und Streptomycin

Qualitätskontrollen des Kulturmediums (Keime, Endotoxine, Pyrogene)

Als Serumsupplement nur Albuminpräparationen aus getesteten (HIV, HBV, HCV, CMV, Treponema pallidum), quarantänegelagerten Spenderpools, notfalls Eigenserum der Patientin verwenden

Spülung des Eizell-Kumulus-Komplexes mit Kulturmedium

Einhaltung detaillierter Hygienevorschriften für die Spermiengewinnung

Spermienaufbereitung

Verwendung stabiler Gefriergutbehälter

Regelmäßige Leerung und Reinigung der Lagerbehälter für Kryokonservate

Impfprävention und hygienische Schutzmaßnahmen für das Laborpersonal

4 Infektionsrisiken seitens des Patientenpaares

4.1 Bakterielle Erreger

4.1.1 Bakteriospermie

Bakterielle Erreger aus dem Ejakulat (zumeist Enterobakterien) können den Behandlungserfolg der ART gefährden. Eine mikrobiologische Diagnostik ist in der Regel nur bei entsprechenden klinischen Symptomen sinnvoll (25). Eine signifikante Bakteriospermie liegt vor, wenn mehr als 10^3 KbE (koloniebildende Einheiten) je ml Ejakulat nachgewiesen werden (69). Findet sich dermale oder perineale Standortflora (Staphylococcus epidermidis, Peptokokken o.ä.), spricht dies eher für eine Kontamination. Gegebenenfalls sind Spezialnachweise für Ureaplasmen, Chlamydien, Gonokokken und Mykobakterien zu führen (12, 27). Eine Antibiotikatherapie sollte dann veranlasst werden.

4.1.2 Bakterielle Vaginose

Eine bakterielle Vaginose – in der Regel verursacht durch Gardnerella vaginalis – ist durch ein Ungleichgewicht zwischen Laktobazillen und verschiedenen anaeroben Mikroorganismen gekennzeichnet. Die Diagnose gilt als gesichert, wenn mindestens drei der folgenden Kriterien zutreffen: vaginaler pH > 4,5; Amingeruch, ggf. nach Alkalisierung mit 10% Kalilauge; Clue-Cells im Phasenkontrastmikroskop oder im Methylenblaupräparat; dünnflüssiger homogener Fluor (34, 36).

Die gestörte Vaginalflora prädisponiert allgemein zu aszendierenden Infektionen (2). Sie hat keinen Einfluss auf die Schwangerschaftsrate nach ART (16), scheint aber unabhängig von anderen Risikofaktoren die Frühabortrate zu erhöhen (44). In der Schwangerschaft besteht ein erhöhtes Risiko für vorzeitige Wehentätigkeit, vorzeitigen Blasensprung, Chorionamnionitis und Frühgeburtlichkeit. Bei Kinderwunsch sollte eine bakterielle Vaginose deshalb bereits präkonzeptionell saniert werden, was natürlich ganz besonders für Patientinnen vor ART gilt.

4.1.3 Chlamydien

Von den bekannten Erregerstämmen Chlamydia psittaci, Chlamydia pneumoniae und Chlamydia trachomatis ist im Bereich der Reproduktionsmedizin besonders die letzte Gruppierung von Bedeutung. Chlamydia trachomatis ist ein gramnegatives, sich ausschließlich intrazellulär vermehrendes, obligat ATP-abhängiges, schleimhautbesiedelndes Bakterium. Es ist der häufigste sexuell übertragbare Erreger in den westlichen Industrieländern mit einer Prävalenz von bis zu 5% in Deutschland. Die Infektion des unteren weiblichen Genitaltrakts verläuft unter dem Bild einer Zervizitis vielfach symptomarm

(41). Bei reproduktionsmedizinischen Behandlungen wie der Insemination oder dem Embryotransfer im Rahmen einer IVF/ICSI-Therapie besteht die Gefahr einer Keimaszension und damit der Entwicklung einer Adnexitis mit ihren Folgeerscheinungen (38). Die Empfehlung, alle Patientinnen vor ART auf Chlamydien zu untersuchen, orientiert sich nicht nur an dem Aspekt aszendierender Infektionen, sondern auch am Behandlungsziel einer erfolgreichen Schwangerschaft und der Geburt eines gesunden Kindes.

Eine Chlamydieninfektion senkt nicht zwingend die ART-Erfolgsraten (8), erhöht jedoch prinzipiell das Frühgeburtsrisiko. Zudem können Neugeborene infizierter Mütter in 20 bis 50% eine Konjunktivitis entwickeln, die selten sogar zur Erblindung führen kann. Ein Chlamydienscreening in der Schwangerschaft ist deshalb seit 1995 Bestandteil der Mutterschaftsrichtlinien. Der Erreger kann direkt mittels molekularbiologischer Nachweismethoden wie der Polymerase Chain Reaction (PCR) und der Ligase Chain Reaction (LCR) nachgewiesen werden (5).

Im Serum ist das sog. Heat Shock Proteine (HSP) cHSP60-IgG-ELISA als hochkonserviertes zelluläres Stressprotein nachweisbar. Trotz der hohen Homologie zwischen den Chlamydienspezies von > 95% auf Proteinebene scheint dieser Test überwiegend Antikörper zu erfassen, die gegen HSP60 von Chlamydia trachomatis gerichtet sind (24). Der Nachweis scheint mit sinkenden Erfolgsraten einer ART-Behandlung zu korrespondieren. Bei Nachweis von Chlamydia trachomatis sollten beide Partner behandelt werden, um eine Re-Infektion zu vermeiden (51).

Der Gemeinsame Bundesausschuss (G-BA) hat seit September 2007 ein weiteres Screening-Programm in Form eines jährlichen Tests auf Chlamydien als zusätzliche Regelleistung für GKV-versicherte junge Frauen unter 25 Jahren beschlossen (19).

4.1.4 Mykoplasmen

Ureaplasma urealyticum gehört zur Gruppe der Mykoplasmen und stellt eine der Hauptursachen der nichtgonorrhoischen Urethritis dar (26). Der Nachweis muss über spezielle Nährmedien erfolgen. Die Angaben zur Häufigkeit dieses Keims schwanken zwischen 10 und 40% bei infertilen Männern. Bisher konnte kein eindeutiger Nachweis zur Beeinträchtigung der männlichen Fertilität geführt werden (55).

4.1.5 Gonokokken

Auch Gonokokken können zu aszendierenden Infektionen (umgangssprachlich „Tripper") des inneren Genitale führen und auch das Neugeborene durch eine Gonoblenorrhoe irreversibel schädigen. Die Meldepflicht wurde inzwischen aufgehoben. Von November 2002 bis Juli 2004 wurde in 24.238 Fällen eine Laboruntersuchung auf eine

Infektion mit Neisseria gonorrhoeae durchgeführt, davon waren 702 (2,9%) positiv (31). In Anbetracht der niedrigen Prävalenz ist ein ungezieltes Screening derzeit nicht zu empfehlen. Bei klinischen Zeichen einer Zervizitis, also purulentem Fluor und mikroskopischem Nachweis von mindestens 25 Rundzellen je Gesichtsfeld bei 400-facher Vergrößerung, ist dagegen ein kultureller Keimnachweis anzustreben.

Neisseria gonorrhoeae und Treponema pallidum können im Ejakulat ausgeschieden werden. Daher ist eine Testung besonders bei Samenspendern sinnvoll. Ein generelles Screening scheint nicht sinnvoll.

4.1.6 Treponema pallidum

Die Relevanz von Treponema pallidum als Erreger der Syphilis (auch Lues, Lues venerea, harter Schanker oder Franzosenkrankheit genannt) ist für Behandlungen mittels ART im homologen System unklar. Zwar kann die Infektion grundsätzlich zu jedem Zeitpunkt einer Schwangerschaft auf das Kind übertragen werden und insbesondere im 2. Stadium auch Aborte induzieren, jedoch ist eine Lues-Suchreaktion nach Feststellung einer Schwangerschaft wegen der extrem hohen Morbidität kongenital infizierter Kinder ohnehin Bestandteil der Mutterschaftsrichtlinien.

Nach Einführung einer Labormeldepflicht für Syphilis-Diagnosen durch das Infektionsschutzgesetz (IfSG) im Jahre 2001 stieg die Zahl der gemeldeten Infektionen zunächst von 1697 im Jahre 2001 auf 3352 im Jahre 2004 an. Im Jahr 2006 wurden dem Robert-Koch-Institut in Berlin 3147 Syphilis-Fälle gemeldet. Seit dem Jahr 2004 stabilisieren sich die Meldezahlen für die Syphilis bundesweit auf einem Niveau zwischen 3000 und 3500 pro Jahr (52).

Letztlich ist die Inzidenz in Deutschland zu gering, um ein präkonzeptionelles Lues-Screening vor ART sinnvoll erscheinen zu lassen.

4.1.7 B-Streptokokken

Ein Scheidenbefall mit Streptokokken der Gruppe B findet sich bei ca. 10 bis 15% aller Patientinnen. Zur Prophylaxe einer Neugeborenensepsis wird deshalb ein Screening in der Spätschwangerschaft empfohlen und als Konsequenz eine intrapartale Chemoprophylaxe angeraten (35).

Ein präkonzeptionelles Screening erscheint dagegen nicht sinnvoll, da eine komplette Keimsanierung in aller Regel nicht gelingt.

4.2 Protozoen

4.2.1 Toxoplasmose

Reproduktionsmedizinisch ist die Infektion durch Toxoplasma gondii nicht unbedingt relevant, da sie lediglich bei Erstinfektion in der Schwangerschaft zur fetalen Erkrankung führt und eine Impfprophylaxe nicht verfügbar ist. Unbestritten sollte aber grundsätzlich allen Schwangeren frühestmöglich ein Toxoplasmose-Screening angeboten werden (50).

Dadurch kann bei 22 bis 50% der Schwangeren eine Immunität bzw. eine inaktive Infektion dokumentiert werden. Bei fehlender Immunität ist der Test alle acht bis zwölf Wochen zu wiederholen. Sind neben IgG auch IgM nachweisbar, beweist dies keineswegs eine floride Infektion, da IgM bis zu drei Jahren persistieren können. Die Differentialdiagnose erfordert dann aufwendige Zusatzuntersuchungen oder Titerverläufe.

Ein Toxoplasmose-Screening vor ART könnte somit allenfalls die Interpretation späterer Untersuchungsergebnisse in der Schwangerschaft erleichtern und sollte nach der derzeitigen Datenlage nicht generell empfohlen werden.

4.3 Viren

4.3.1 Hepatitis

Die Amerikanische Fachgesellschaft für Reproduktionsmedizin (ASRM = American Society for Reproductive Medicine) hat im Jahre 2006 Verhaltensmaßregeln für den Umgang mit Hepatitis bzw. weiteren virologischen Infektionen bei gleichzeitig bestehendem Kinderwunsch veröffentlicht (21, 23). Diese sind allerdings auf die Hepatitis C fokussiert, da hier eine vertikale und horizontale Infektion möglich ist und eine Impfung noch nicht existiert.

In der Zusammenfassung und Schlussfolgerung heißt es (siehe Tabelle 3):

Tab. 3: Verhaltensmaßregeln für den Umgang mit Hepatitis bei gleichzeitig bestendem Kinderwunsch der ASRM.

Eine Transmission der viralen Hepatitis im Bereich der assistierten Reproduktion ist möglich, aber die Mehrzahl der Risiken ist unbekannt.
Eine Untersuchung auf HBsAg und HCV sollte Hochrisiko-Paaren, die sich einer Sterilitätstherapie unterziehen wollen, angeboten werden, um das Risiko einer Infektion eines nichtinfizierten Partners, Ungeborenen, Mitarbeiters oder nichtinfizierter Gameten, die im selben Labor vorhanden sind, zu verhindern.
Patienten, die HCV- oder HBV-positiv sind, sollten sich einem HIV-Test und einem Test auf andere sexuell übertragbare Krankheiten unterziehen.
Eine Testung auf HIV, HBsAg, und HCV sollte bei Paaren durchgeführt werden, bei denen eine Kryokonservierung von Ejakulat oder befruchteten Eizellen geplant ist.
Weitere wissenschaftliche Untersuchungen sind erforderlich, um die Übertragbarkeit einer Virusinfektion bei der Kryokonservierung von Ejakulatproben, befruchteten Eizellen oder aufbereiteten Ejakulatproben (Dichtegradient) für eine Insemination zu klären.
Idealerweise sollten Ejakulatproben oder befruchtete Eizellen von HCV- und HBV-Patienten in getrennten Kryobehältern aufbewahrt werden.
Um das potentielle Risiko einer Kontamination bei kryokonservierten Ejakulatproben oder befruchteten Eizellen zu reduzieren, sollte die Lagerung in dampfförmigem und nicht in flüssigem Stickstoff erfolgen.
Die Ejakulatproben sollten zuvor aufbereitet werden, um die Viruslast zu reduzieren.
Es sollen dabei Kryobehälter verwendet werden, die doppelt verschlossen sind.
Neugeborene von Müttern, die HBsAg-positiv sind, sollten Hepatitis-B-Immunglobuline (HBIG) und die Hepatitis-B-Impfung innerhalb von zwölf Stunden nach der Geburt erhalten.
Stillen ist für Trägerinnen des HBsAg nach einer Immunprophylaxe nicht kontraindiziert.
Frauen, die HCV-positiv sind, sollen über das Risiko einer Transmission auf den Feten aufgeklärt werden, besonders bei einer hohen Viruslast und gleichzeitiger HIV-Infektion.
Darüber hinaus sollen sexuell aktive Frauen, die HCV-positiv sind, darüber beraten werden, dass sie Kondome benutzen, wenn sie nicht gezielt schwanger werden wollen.
Stillen ist für HCV-positive Frauen nicht kontraindiziert.
HCV- und HBsAg-positive Patienten sollen angehalten werden, eine Lebererkrankung abklären zu lassen.
HCV-Patienten sollten gegen HAV und HBV geimpft werden. Partner von HBsAg-positiven Patienten sollten gegen HBV geimpft werden.

Über die Auswirkungen einer Hepatitis-C-Infektion auf eine Schwangerschaft ist wenig bekannt. Die meisten Schwangeren scheinen asymptomatisch zu sein. Weniger als 10% haben erhöhte Leberenzyme. Es besteht ein Zusammenhang zwischen der Viruslast der Mutter und dem Risiko einer vertikalen Transmission. In einer Untersuchung von M. Alter betrug bei den Kindern HIV-negativer Mütter die Transmissionsrate für HCV 10%.

Die Rate stieg auf 36% an, wenn der HCV-RNA-Titer der Mutter 1.000.000 Kopien/ml betrug. Bei einem Titer unter 1000 Kopien/ml war keine Transmission nachweisbar (1).

In einer Zusammenfassung von zehn Studien (Metaanalyse) zum Thema Koinfektion mit Hepatitis C und HIV konnte Polis zeigen, dass bei 858 Müttern 278 Hepatitis-C-infizierte Kinder geboren wurden. Das Risiko einer vertikalen Hepatitis-C-Infektion war somit um 90% erhöht, wenn die Mutter zusätzlich eine HIV-Infektion aufwies. Weiterhin konnte bei 42 IVF- bzw. ICSI-Behandlungszyklen gezeigt werden, dass bei einer HCV-Infektion der Frau die kontrollierte ovarielle Stimulation durchschnittlich schlechtere Ergebnisse zeigte als bei einer Kontrollgruppe ohne Infektion (13). Eine Richtlinie des Royal College of Obstetricians and Gynaecologists aus England bzw. eine Analyse der Cochrane Collaboration liegen zum aktuellen Zeitpunkt nicht vor.

Die reproduktionsmedizinische Behandlung von Paaren, bei denen eine Hepatitis- oder HIV-Infektion vorliegt, sollte in Kooperation von spezialisierten IVF-Zentren und internistischen Schwerpunkteinrichtungen erfolgen. Dabei ist ebenfalls die Anbindung an eine psychosomatische Betreuung zu empfehlen (66). Bei der Hepatitis-Infektion sind besonders bei der HCV-Erkrankung die Viruslast und eventuell bestehende Koinfektionen von Bedeutung (30). Während einer akuten Virusinfektion kann eine Vielzahl von Viren auch im Ejakulat nachgewiesen werden. Reproduktionsmedizinisch relevant sind vor allem die Erreger chronischer Infektionen.

Das Hepatitis-B-Virus findet sich in freier Form im Seminalplasma, integriertes HBV-Genom ist in Leukozyten und Spermien nachweisbar (22). Während Erstere im Zuge der Spermienaufbereitung bei ART weitgehend eliminiert werden, ist durch Letztere eine Infektion des Kindes im Moment der Spermienpenetration zumindest denkbar. In der Literatur finden sich bislang keine Fallberichte über paterno-fetale Infektionen nach ART, wohl aber über konnatale Infektionen spontan konzipierter Kinder Hbs-Ag-negativer Mütter (65). Sofern sie nicht bereits mit dem hochkontagiösen Virus infiziert ist, kann hingegen die Partnerin durch aktive Immunisierung zuverlässig geschützt werden.

Bei einer Hepatitis-C-Infektion ist die Virusbelastung des Ejakulats mit einer Größenordnung von ca. 50 bis 200 Genomäquivalenten je ml eher niedrig, der Virusnachweis mit Genamplifikationstechniken schwierig und störanfällig (32). Dies wirkt sich nicht zuletzt auf die Virusdetektionsraten im Sperma virämischer Männer aus, die sich von 5 bis 57% spannen. Das Virus ist aber lediglich in Seminalplasma und Rundzellen nachgewiesen, nicht aber in oder an Spermien (3).

Sowohl bei der Hepatitis-C-Infektion als auch bei einer HIV-Erkrankung des Partners ist prinzipiell eine reproduktionsmedizinische Behandlung mittels intrazytoplasmatischer Spermieninjektion möglich, wenn eine aufbereitete Ejakulatprobe (zweistufige Spermienaufbereitung durch Dichtegradientenzentrifugation, Waschen und Swim-up) verwandt wird (u.a. 21).

Tab. 4: Hepatitiden und reproduktionsmedizinische Relevanz.

Hepatitis A	Übertragung fäkal-oral fulminante Hepatitis 0,001–0,5% abheilende akute Hepatitis > 99% chronisch aktive Hepatitis 0% Leberzirrhose < 0,1%	für reproduktionsmedizinische Fragestellungen eher nicht relevant
Hepatitis B	Übertragung Blut, vertikal, sexuell fulminante Hepatitis 0,5–1,0% abheilende akute Hepatitis > 90% chronisch aktive Hepatitis < 10% (0,5%?) Leberzirrhose 1%	Testung erforderlich Impfung möglich
Hepatitis C	Übertragung Blut, vertikal, sexuell fulminante Hepatitis 0,5–1,0% abheilende akute Hepatitis 10–40% chronisch aktive Hepatitis 30–90% (< 10) Leberzirrhose 5–30%? Leberzellkarzinom seit 1989 Virus bekannt Hauptverursacher der akuten Hepatitis und chronischer Lebererkrankungen	hohe Viruslast kann reproduktionsmedizinische Therapie infrage stellen
Hepatitis D	Übertragung Blut, vertikal, sexuell fulminante Hepatitis 1–3–25% abheilende akute Hepatitis 50–80% chronisch aktive Hepatitis 20–50% Leberzirrhose 10%? Eine Immunität gegen Hepatitis B gibt auch Sicherheit gegen eine Hepatitis-D-Infektion, und gegen Hepatitis B kann man bekanntlich impfen.	keine Erfahrungen in Bezug auf reproduktionsmedizinische Fragestellungen
Hepatitis E	Übertragung fäkal-oral fulminante Hepatitis 2% (25%– ?) abheilende akute Hepatitis > 95% chronisch aktive Hepatitis? (< 5%) Leberzirrhose?	keine Erfahrungen in Bezug auf reproduktionsmedizinische Fragestellungen
Hepatitis F	Das Virus wurde erst im Herbst 1995 in Indien entdeckt. Es weist Ähnlichkeiten mit den Viren A und E auf. Die Übertragungswege sind möglicherweise die gleichen wie bei A und E. Genauere Informationen liegen noch nicht vor.	keine Erfahrungen in Bezug auf reproduktionsmedizinische Fragestellungen
Hepatitis G	Wurde erst im Januar 1996 entdeckt. Auslöser sind drei verschiedene Viren (GB-A, GB-B und GB-C), die eine Ähnlichkeit mit dem Hepatitis-C-Virus zeigen. Die Übertragung erfolgt vermutlich wie bei der Hepatitis C. Genauere Informationen liegen noch nicht vor.	keine Erfahrungen in Bezug auf reproduktionsmedizinische Fragestellungen

4.3.2 HIV

Diagnostik und Behandlung von Kinderwunschpaaren, bei denen einer der Partner mit HIV infiziert ist, werden in der aktuell überarbeiteten S2k-Leitlinie ausführlich dargestellt. Grundsätzlich sollte eine reproduktionsmedizinische Therapie spezialisierten Zentren vorbehalten sein, die über die geforderte Interdisziplinarität verfügen und die Vorgaben der oben genannten aktuellen Regelwerke erfüllen. Im Gegensatz zur Therapie mittels ART werden diagnostische Maßnahmen in der Regel von den Kostenträgern erstattet.

Bei HIV-diskordanten Paaren mit Infektion des männlichen Partners ist eine ART nach Ejakulataufarbeitung und –testung unter Beachtung entsprechenden Empfehlungen (28, 53) möglich, Hierbei ist auch der Schutz anderer Kinderwunschpaare und des Personals von Bedeutung (15, 54).

Es ist allgemein bekannt, dass HIV durch Ejakulat übertragen werden kann und vorwiegend im Seminalplasma und in der Begleitzellfraktion nachweisbar ist (40). Dagegen wurde über viele Jahre intensiv die Frage diskutiert, ob Spermien als Virusträger infrage kommen. Den aktuellen Stand der Diskussion kann man dahingehend zusammenfassen, dass eine Assoziation von HIV mit reifen, vitalen Spermien zwar nicht mit endgültiger Sicherheit auszuschließen, auf der Basis der neueren bekannten Befunde aber außerordentlich unwahrscheinlich ist (18, 67).

Bestätigt wird diese Einschätzung durch die 2007 veröffentlichten Daten des europäischen HIV-Netzwerks (CREAThE = Centres for reproductive assistance techniques in hiv infected individuals in Europe): Aus insgesamt 3390 Behandlungszyklen ART (2840 intrauterine Inseminationen, 107 IVF/ET, 394 ICSI/ET, 49 ET nach Kryokonservierung) resultierten 580 klinische Schwangerschaften und 463 Lebendgeburten. Sämtliche HIV-Tests an den behandelten Patientinnen und den Neugeborenen waren negativ. Obwohl 66 Frauen (7,1%) nach Behandlung aus dem Follow-up verloren gingen, errechnet sich eine horizontale Transmissionswahrscheinlichkeit nahe Null (0,00–0,09%, 95% Konfidenzintervall) (4).

Hauptproblem bei den reproduktionsmedizinischen Überlegungen zu HIV-infizierten Frauen ist das Risiko einer Virusübertragung von der Mutter auf das Kind (vertikale Transmission). Dieses beträgt ohne Intervention etwa 20%. 95% der kindlichen Infektionen erfolgen peripartal. Deshalb gilt neben einer risikoadaptierten, antiretroviralen Therapie in der Schwangerschaft eine neonatale antiretrovirale Prophylaxe, ein Verzicht auf das Stillen und eine primäre Sectio caesarea als Standard zur Senkung der maternofetalen Transmission. Durch die Summe der genannten Maßnahmen ist es möglich, das kindliche Infektionsrisiko auf unter 2% zu senken (61, 62).

Prinzipiell ist als Behandlungsalternative bei einer chronischen Infektion des Partners mit Hepatitis oder HIV eine donogene Insemination zu erwägen.

Tab. 5: Therapeutische Optionen bei Hepatitis C und HIV.

	Frau	Mann	Kommentar
HIV	+	–	Selbstinsemination, konvertiertes Kondom bei niedriger Viruslast
HIV	–	+	Insemination, IVF, ICSI mit virusfreiem Ejakulat nach Aufarbeitung, Testung und Kryokonservierung, donogenes Ejakulat
HIV	+	+	keine Empfehlung zum ungeschützten Verkehr auch bei nicht nachweisbarer Viruslast, Diagnostik möglich, aber eher keine Therapie, diese ist jedoch nicht verboten
Hep-C	+	–	entscheidendes Kriterium ist die Viruslast
Hep-C	–	+	Insemination, IVF, ICSI mit virusfreiem Ejakulat nach Aufarbeitung, Testung und Kryokonservierung entscheidendes Kriterium ist die Viruslast donogenes Ejakulat
HIV + Hep-C	+	–	Es muss von einem stark erhöhten vertikalen Transmissionsrisiko ausgegangen werden

4.3.3 Papilloma-, Herpes- und Zytomegalo-Viren

Sowohl Zytomegalie- als auch Herpes-Viren können als DNA-Viren ihr Genom in die menschliche DNA integrieren. Damit besteht prinzipiell bei infizierten Männern das Risiko für eine paterno-fetale Virustransmission. Dies scheint allerdings in der klinischen Praxis keine Rolle zu spielen, entsprechende Berichte über so entstandene Infektionen fehlen. Darüber hinaus gibt es selbst bei Nachweis einer Infektion mit Papilloma-, Herpes- oder Zytomegalo-Viren keinerlei therapeutische Möglichkeiten, so dass im homologen System keine Indikation zu entsprechenden Screeninguntersuchungen besteht.

4.3.4 Röteln

Für einen ausreichenden Schutz der Frau ist vor Behandlungsbeginn gemäß DGGG-Empfehlung 2004 und BA-Richtlinie 2002 durch Bestimmung des Röteln-HAH, ggf. Röteln-IgG, zu sorgen.

4.3.5 Varizellen

Gemäß den Empfehlungen der Ständigen Impfkommission am Robert-Koch-Institut ist bei Frauen mit Kinderwunsch vor Behandlungsbeginn die Bestimmung von Varizellen-Antikörpern sinnvoll, um ggf. eine Impfung durchführen lassen zu können (49). Dies wurde in die DGGG-Empfehlung 2004 integriert.

4.4 Impfschutz

Schutzimpfungen sind das wirksamste und sicherste Instrument zur Minimierung der materno-fetalen Infektionsgefährdung durch bestimmte Viren. Nach den aktuellen Empfehlungen der Ständigen Impfkommission am Robert-Koch-Institut sind in Deutschland alle Säuglinge dreimal gegen Hepatitis B und Kleinkinder bis zum Ende des zweiten Lebensjahres zweimal gegen Mumps, Masern und Röteln (MMR) sowie gegen Varizellen zu immunisieren. Außerdem sind ungeimpfte 9–17-jährige Jugendliche ohne Varizellenanamnese zu impfen (53). Darüber hinaus werden seit Anfang 2008 auch Impfungen gegen eine HPV-Infektion für junge Mädchen von den Kostenträgern übernommen.

In Vorbereitung von Verfahren der assistierten Reproduktion ist somit in besonderem Maß auf eine Komplettierung des altersgerechten Impfschutzes zu achten. Alle Patientinnen sollten zweimal gegen Röteln geimpft sein und einen ausreichenden Antikörper-Titer von 1:32 im Hämagglutinationstest (HAH) aufweisen. Bei grenzwertigen HAH-Titern von 1:8 bis 1:16 ist die Immunitätslage durch Bestimmung von Röteln-IgG im HIG- oder ELISA-Test zu klären. In Zweifelsfällen bzw. bei Antikörper-Titern unter 1:8 ist eine MMR-Impfung mit Kontrolle der Impfung nach vier bis sechs Wochen durchzuführen.

Im Zuge der präkonzeptionellen Beratung sollte auch der Impfstatus gegen Varizellen überprüft worden sein. Gegebenenfalls ist die Immunitätslage durch Antikörperkontrolle zu klären, da gemäß den Empfehlungen der Ständigen Impfkommission seronegative Frauen mit Kinderwunsch gegen Varizellen zu impfen sind.

Darüber hinaus sind Frauen mit Kinderwunsch, die anamnestisch in den letzten zehn Jahren keine Pertussiserkrankung oder Impfung gehabt haben, auch gegen Pertussis zu impfen.

Die Hepatitis-B-Immunität kann durch Bestimmung von Anti-HBc überprüft werden, um bei fehlendem Antikörper-Titer eine Schutzimpfung anzubieten. Die Kontrolle des Impferfolgs erfolgt vier bis acht Wochen nach der dritten Vakzination durch Bestimmung des Anti-HBs. In praxi dürften allerdings Patientinnen, die sich zur Durchführung von ART vorstellen, schwer motivierbar sein, die Behandlung bis zur Komplettierung des Impfschutzes für ein Jahr aufzuschieben.

Zur Vermeidung embryonaler Impfinfektionen sollten zwischen Lebendimpfungen und Beginn der Kinderwunschbehandlung mindestens drei Monate liegen. Bei Applikation von Totimpfstoffen sind diesbezüglich keine Zeitabstände zu berücksichtigen (60).

Tab. 6: Erregerliste und korrespondierende Angaben zur spezifischen Testung aus Regelwerken.

Erreger	Frau	Mann
unspezifisch bakteriell	vor Behandlungsbeginn Phasenkontrastpräparat oder Methylenblauabstrich, Vaginal-pH (DGGG-Empfehlung 2004)	vor Behandlungsbeginn Spermiogramm (bei Leukozytospermie (≥ 100/ml Leukozyten bzw. Peroxidase-positiven Rundzellen im Ejakulat) oder klinischen Symptomen einer männlichen Adnexitis mikrobiologische Diagnostik (DGGG-Empfehlung 2004)
		bei Leukozytospermie (DGGG-Empfehlung 2004)
Chlamydien	vor Behandlungsbeginn Genamplifikationsnachweis (Zervixabstrich, Morgenurin) (DGGG-Empfehlung 2004)	Diagnostik der Partnerin ausreichend, beim Partner aufgrund der hohen Prävalenz evtl. sinnvoll? (DGGG-Empfehlung 2004)
Röteln	vor Behandlungsbeginn Röteln-HAH, ggf. Röteln-IgG (DGGG-Empfehlung 2004) vor Behandlungsbeginn (BA-Richtlinie 2002)	
Varizellen	vor Behandlungsbeginn Varizellen-Antikörper (DGGG-Empfehlung 2004)	
Hepatitis B	vor Behandlungsbeginn (DGGG-Empfehlung 2004) (BA-Richtlinie 2002) (GewEV 2006) sieben Tage vor Follikelpunktion HbsAg, Anti-HBc (BMG April 2008) bei Kryokonservierung von Eizellen (EU-Richtlinie 2006)	vor Behandlungsbeginn Hbs-Ag, ggf. Anti-HBc-Screening (DGGG-Empfehlung 2004) sieben Tage vor IVF oder Insemination HbsAg, Anti-HBc (BMG April 2008) bei Kryokonservierung von Spermien (EU-Richtlinie 2006) bei Samenspende (BÄK- Richtlinie) (GewEV 2006) (EU-Richtlinie 2006)

Erreger	Frau	Mann
Hepatitis C	vor Behandlungsbeginn (DGGG-Empfehlung 2004) (GewEV 2006) sieben Tage vor Follikelpunktion Anti-HCV-Ab (BMG April 2008) bei Kryokonservierung von Eizellen (EU-Richtlinie 2006)	vor Behandlungsbeginn (DGGG-Empfehlung 2004) sieben Tage vor IVF oder Insemination Anti-HCV-Ab (BMG April 2008) bei Kryokonservierung von Spermien (EU-Richtlinie 2006) bei Samenspende (BÄK- Richtlinie) (GewEV 2006) (EU-Richtlinie 2006)
HIV	vor Behandlungsbeginn (DGGG-Empfehlung 2004) (GewEV 2006) (BA-Richtlinie 2002) sieben Tage vor Follikelpunktion Anti-HIV-1,2 (BMG April 2008) bei Kryokonservierung von Eizellen (EU-Richtlinie 2006)	vor Behandlungsbeginn (DGGG-Empfehlung 2004) (BA-Richtlinie 2002) sieben Tage vor IVF oder Insemination Anti-HIV-1,2 (BMG April 2008) bei Kryokonservierung von Spermien (EU-Richtlinie 2006) bei Samenspende (BÄK- Richtlinie) (GewEV 2006) (EU-Richtlinie 2006)
Neisseria gonorrhoeae		bei Samenspendern (DGGG-Empfehlung 2004)
Treponema pallidum (Syphilis)		bei Samenspendern (DGGG-Empfehlung 2004) serologische Diagnostik (EU-Richtlinie 2006) (GewEV 2006) (BÄK- Richtlinie)
Zytomegalie		bei Samenspendern (BÄK- Richtlinie) positiver Screeningbefund ohne therapeutische Konsequenz (DGGG-Empfehlung 2004)
Papilloma- und Herpes- Viren		positiver Screeningbefund ohne therapeutische Konsequenz (DGGG-Empfehlung 2004)

5 Fazit

Die Verfahren der assistierten Reproduktion bergen das potentielle Risiko, die Patientin bzw. das gezeugte Kind, aber auch das Laborpersonal mit unterschiedlichen Erregern zu infizieren. Um diese Risiken zu reduzieren, müssen die potentiellen Infektionswege bekannt sein und Standards zur Infektionsprävention eingehalten werden.

Die Umsetzung dieser Empfehlungen in Arbeitsanweisungen und deren Kontrolle, insbesondere aber die Beratung des (Ehe-)Paares über individuelle Risikokonstellationen, liegen in der Verantwortung der behandelnden Reproduktionsmediziner(inne)n.

Als Basis hierfür sollen die vorliegenden Empfehlungen dienen, die den aktuellen infektiologischen Kenntnisstand in der Reproduktionsmedizin reflektieren.

6 Literatur

1. Alter MJ. Epidemiology of hepatitis C virus infection. World J Gastroenterol 2007; 13 (17): 2436–2441

2. Ashkenazi J, Farhi J, Dicker D, Feldberg D, Shalev J, Ben-Rafael Z. Acute pelvic inflammatory disease after oocyte retrieval: adverse effects on the results of implantation. Fertil Steril 1994; 61: 526–528

3. Bourlet T, Levy R, Maertens A et al. Detection and characterization of hepatitis C virus RNA in seminal plasma ans spermatozoon fractions of semen from patients attempting medically assisted conception. J Clin Microbiol 2002; 40: 3252–3255

4. Bujan L, Hollander L, Coudert M, Gilling-Smith C, Vucetich A, Guibert J, Vernazza P, Ohl J, Weigel M, Englert Y, Semprini AE. Safety and efficacy of sperm washing in HIV-1-serodiscordant couples where the male is infected: results from the European CREAThE network. AIDS 2007; 12: 1909–1914

5. Clad A, Prillwitz J, Hintz KC, Mendel R, Flecken U, Schulte-Monting J, Petersen EE. Discordant prevalence of chlamydia trachomatis in asymptomatic couples screened using urine ligase chain reaction. Eur J Clin Microbiol Infect Dis 2001; 20: 324–328

6. Cottell E, Lennon B, McMorrow J, Barry-Kinsella C, Harrison RF. Processing of semen in an antibiotic-rich culture medium to minimize microbial presence during in vitro fertilization. Fertil Steril 1997; 67: 98–103

7. Cottell E, McMorrow J, Lennon B, Fawsy M, Cafferkey M, Harrison RF. Microbial contamination in an in vitro fertilization-embryo transfer system. Fertil Steril 2002; 66: 776–780

8. de Barbeyrac B, Papaxanthos-Roche A, Mathieu C, Germain C, Brun JL, Gachet M, Mayer G, Bébéar C, Chene G, Hocké C. Chlamydia trachomatis in subfertile couples undergoing an in vitro fertilization program: a prospective study. Eur J Obstet Gynecol Reprod Biol 2006; 129 (1): 46–53

9. De Geyter C, De Geyter M, Behre HM, Schneider HP, Nieschlag E. Peroxidase-positive round

cells and microorganisms in human semen together with antibiotic treat-ment adversely influence the outcome of in-vitro fertilization and embryo transfer. Int J Androl 1994; 17: 127–134

10. Deutsches IVF-Register DIR, Ärztekammer Schleswig-Holstein. Jahresbericht. www.deutsches-ivf-register.de; 2006

11. DGGG-Empfehlung zu Infektionsdiagnostik und Infektionsprophylaxe bei Verfahren der assistierten Reproduktion. AWMF Reg.-Nr. 015/040. http://www.uni-duesseldorf.de/WWW/AWMF/ll/015-040.htm; 2004

12. Eggert-Kruse W, Rohr G, Strock W, Pohl S, Schwalbach B, Runnebaum B. Anaerobes in ejaculates of subfertile men. Hum Reprod Update 1995; 1: 462–478 (1995)

13. Englert Y, Moens E, Vannin AS, Liesnard C, Emiliani S, Delbaere A, Devreker F. Impaired ovarian stimulation during in vitro fertilization in women who are seropositive for hepatitis C virus and seronegative for human immunodeficiency virus. Fertil Steril 2007; 88: 607–611

14. European Association of Urology. Guidelines on Infertility. Arnhem (Niederlande) 2001; 44–47

15. Friese K. Reproduktionsmedizinische Maßnahmen für HIV-diskordante Paare. Deutsches Ärzteblatt 2001; 98 (41): A-2646 / B-2254 / C-2118

16. Gaudoin M, Rekha P, Morris A, Lynch J, Acharya U. Bacterial vaginosis and past chlamydial infection are strongly and independently associated with tubal infertility but do not affect in vitro fertilization success rates. Fertil Steril 1999; 72: 730–732

17. Gembruch U, Diedrich K, Al-Hasani S, Welker B, Wahode J, van der Ven H, Krebs D. Die transvaginale sonographisch gesteuerte Follikelpunktion. Geburtshilfe Frauenheilkd 1988; 48: 617–624

18. Gemeinsame Empfehlung der Deutschen AIDS-Gesellschaft. Diagnostik und Behandlung HIV-diskordanter Paare mit Kinderwunsch. http://www.uni-duesseldorf.de/AWMF/ll/055-003.htm. Dtsch Med Wochenschr 2003; 128: 32–35

19. Gemeinsamer Bundesausschuss ergänzt GKV-Leistungen um Screening auf Chlamydien – Neueste Testverfahren schützen junge Frauen vor schwerwiegenden Folgeerkrankungen. Siegburg, Berlin. http://www.g-ba.de/informationen/aktuell/pressemitteilungen/195/; 2007

20. Gesetz über Qualität und Sicherheit von menschlichen Geweben und Zellen (Gewebegesetz). Bundesgesetzblatt Jahrgang 2007, Teil I Nr. 35, ausgegeben zu Bonn am 27.7.2007

21. Guidelines for reducing the risk of viral transmission during fertility treatment. The Practice Committee of the American Society for Reproductive Medicine. Birmingham, Alabama. Fertil Steril 2006; 86 (Suppl 4): S11–17

22. Hadchouel M, Scotto J, Huret JL et al. Presence of HBV DNA in spermatozoa: a possible vertical transmission of HBV via the germ line. J Med Virol 1985; 16: 61–66

23. Hepatitis and reproduction. The Practice Committee of the American Society for Reproductive Medicine. American Society for Reproductive Medicine, Birmingham, Alabama. Fertil Steril 2006; 86 (Suppl 4): S131–41

24. Jakus S, Neuer A, Dieterle S, Bongiovanni AM, Witkin SS. Antibody to the Chlamydia trachomatis 60 kDa Heat Shock Protein in Follicular Fluid and In Vitro Fertilization Outcome. Am J Reprod Immunol 2008; 59: 85–89

25. Keck C, Gerber-Schafer C, Clad A, Wilhelm C, Breckwoldt M. Seminal tract in-fections: impact on male fertility and treatment options. Hum Reprod Update 1998; 4: 891–903

26. Keck C., Clad A. Infektionen in der Reproduktionsmedizin. Gynäkologe 2004; 37: 7

27. Köhn FM, Erdmann I, Oeda T, el Mulla KF, Schiefer HG, Schill WB. Influence of urogenital infections on sperm functions. Andrologia 1998; 30 (Suppl 1): 73–80

28. Kölm P, Tander-Schneider A, Stief G, Siemann A, Buurman O, Kentenich H. Erfolgreiche assistierte Reproduktion bei einer HIV-infizierten Patientin – ethische und medizinische Aspekte. Geburtsh Frauenheilk 2007; 67: 156–159

29. Kupka MS, Franz M, Friese K. Die Möglichkeiten der Reproduktionsmedizin – Dem Kinderwunsch steht heute wenig im Weg. MMW-Fortschr Med Akte AIDS 2008

30. Kupka MS, Franz M, Friese K. Hepatitis, HIV und Kinderwunsch. Der Gynäkologe 2007; 40 (10): 780–789

31. Kupka MS, Reinsberg J, van der Ven H. Labordiagnostik in der Gynäkologischen Fertilitätssprechstunde. J Lab Med 2001; 25 (9): 379

32. Leruez-Ville M, Kunstmann JM, De Almeida M, Rouzioux C, Chaix ML. Detection of hepatitis C virus in the semen of infected men. Lancet 2000; 356: 42–43

33. Liversedge NH, Jenkins JM, Keay SD, McLaughlin EA, Al-Sufyan H, Maile LA, Joels. LA, Hull MG. Antibiotic treatment based on seminal cultures from asymptomatic male partners in in-vitro fertilization is unnecessary and may be detrimental. Hum Reprod 1996; 11: 1227–1231

34. Liversedge NH, Turner A, Horner PJ, Keay SD, Jenkins JM, Hull MG. The influence of bacterial vaginosis on in-vitro fertilization and embryo implantation during assisted reproduction treatment. Hum Reprod 1999; 14: 2411–2415

35. Martius J, Hoyme UB, Roos R, Jorch G. Empfehlungen zur Prophylaxe der Neugeborenensepsis (frühe Form) durch Strepptokokken der Gruppe B. Frauenarzt 2000; 41: 689– 691

36. Martius J, Hoyme UB. Empfehlungen zur bakteriellen Vaginose in Geburtshilfe und Gynäkologie. Frauenarzt 2000; 41: 387–388

37. Muster-Richtlinie der Bundesärztekammer zur Durchführung der assistierten Reproduktion – Novelle 2006. Deutsches Ärzteblatt 2006; 103: 20

38. Paavonen J, Eggert-Kruse W. Chlamydia trachomatis: impact on human reproduction. Hum Reprod Update 1999; 5: 433–447

39. Peeters MF. Safety aspects. In: Bras M, Lens JW, Piederiet MH, Rijnders PM, Veveld M, Zeilmaker HG (Hrsg.). Laboratory Aspects of In-vitro Fertilization. Organon (Niederlande), 1996: 271–283

40. Pena JE, Thornton MH, Sauer MV. Complications of in vitro fertilization with intracytoplasmic sperm injection in human immunodeficiency virus serodiscordant couples. Arch Gynecol Obstet 2003; 268 (3): 198–201

41. Petersen EE, Obermann K, Graf von der Schulenburg JM. Gesundheitsvorsorge durch Chlamydienscreening. Geburtshilfe Frauenheilkd 1998; 58: 408–414

42. Petersen EE. Infektionen in Gynäkologie und Geburtshilfe. Georg Thieme Verlag, Stuttgart, New York, 1997

43. Polis CB, Shah SN, Johnson KE, Gupta A. Impact of maternal HIV coinfection on the vertical transmission of hepatitis C virus: a meta-analysis. Clin Infect Dis 2007; 44 (8): 1123–1131

44. Ralph SG, Rutherford AJ, Wilson JD. Influence of bacterial vaginosis on conception and miscarriage in the first. trimester: cohort study. BMJ 1999; 319: 220–223

45. Richtlinie 2004/23/EG des Europäischen Parlaments und des Rates vom 31.3.2004 zur

Festlegung von Qualitäts- und Sicherheitsstandards für die Spende, Beschaffung, Testung, Verarbeitung, Konservierung, Lagerung und Verteilung von menschlichen Geweben und Zellen. Amtsblatt der Europäischen Union 9.2.2006, L 38/40. http://eur-lex.europa.eu/LexUriServ/site/de/oj/2004/l_102/l_10220040407de00480058.pdf; 2006

46. Richtlinie 2006/17/EG der Kommission vom 8.2.2006 zur Durchführung der Richtlinie 2004/23/EG des Europäischen Parlaments und des Rates hinsichtlich technischer Vorschriften für die Spende, Beschaffung und Testung von menschlichen Geweben und Zellen. Amtsblatt der Europäischen Union 9.2.2006, L 38/40. http://eur-lex.europa.eu/LexUriServ/site/de/oj/2006/l_038/l_03820060209de00400052.pdf; 2006

47. Richtlinien des Bundesausschusses der Ärzte und Krankenkassen über ärztliche Maßnahmen zur künstlichen Befruchtung (August 1990, zuletzt geändert 26.2.2002). Deutsches Ärzteblatt 2002; 99, 27 A-1924

48. Robert-Koch-Institut. Richtlinie für Krankenhaushygiene und Infektionsprävention. 16. Lieferung der Loseblattsammlung. Urban und Fischer, München, 2000

49. Robert-Koch-Institut. STIKO zur Impfung gegen Röteln und Varizellen für seronegative Frauen mit Kinderwunsch. Epidemiologischen Bulletin Nr. 8, 2001

50. Robert-Koch-Institut. Toxoplasmose bei Mutter und Kind – Erkennung, Behandlung und Verhütung. Merkblatt für Ärzte 2001

51. Robert-Koch-Institut. Zur Situation bei wichtigen Infektionskrankheiten: Gonorrhö und genitale Chlamydiose in Deutschland nach Daten des STD-Sentinels des RKI. Epidemiologisches Bulletin Nr. 39, 2004

52. Robert-Koch-Institut. Zur Situation bei wichtigen Infektionskrankheiten: Syphilis in Deutschland im Jahr 2006 und Trends seit 2001. Epidemiologisches Bulletin Nr. 29; 2007

53. Savasi V, Ferrazzi E, Lanzani C, Oneta M, Parrilla B, Persico T. Safety of sperm washing and ART outcome in 741 HIV-1-serodiscordant couples. Human Reproduction 2007; 22 (3): 772–777

54. Semprini AE, Bujan L, Englert Y, Gillingsmith C, Guibert J, Hollander L, Ohl J, Vernazza P. Establishing the safety profile of sperm washing followed by ART for the treatment of HIV discordant couples wishing to conceive. Hum Reprod 2007; 22: 2793–2794

55. Shalika S, Dugan K, Smith RD, Padilla SL. The effect of positive semen bacterial and Ureaplasma cultures on in-vitro fertilization success. Hum Reprod 1996; 11: 2789–2792

56. Stovall DW, Bailey LE, Talbert LM. The role of aerobic and anaerobic semen cultures in asymptomatic couples undergoing in vitro fertilization: effects on fertilization and pregnancy rates. Fertil Steril 1993; 59: 197–201

57. Strandell A, Lindhard A. Hydrosalpinx and ART. Salpingectomy prior to IVF can be recommended to a well-defined subgroup of patients. Hum Reprod 2000; 15: 2072–2074

58. Tedder RS, Zuckerman MA, Goldstone AH, Hawkins AE, Fielding A, Briggs EM, Irwin D, Blair S, Gorman AM, Patterson KG, et al. Hepatitis B transmission from contaminated cryopreservation tank. Lancet 1995; 346: 137–140

59. The American Fertility Society. Guidelines for human embryology laboratories. Fertil Steril 1992; 58 (Suppl 1): 1–10

60. The Practice Committee of the American Society for Reproductive Medicine. Birmingham, Alabama. Vaccination guidelines for female infertility patients. Fertil Steril 2006; 86 (Suppl 4): 28–30

61. UN-AIDS/06.29E. Die AIDS-Epidemie – Statusbericht. Joint United Nations Programme on

HIV/AIDS (UNAIDS) und World Health Organization (WHO). http://data.unaids.org/pub/EpiReport/2006/2006_EpiUpdate_de.pdf; 2006

62. van Leeuwen E, Prins JM, Jurriaans S, Boer K, Reiss P, Repping Sand van der Veen F. Reproduction and fertility in human immunodeficiency virus type-1 infection. Human Reprod 2007; 13 (2): 197–206

63. van Os HC, Roozenburg BJ, Janssen-Caspers HA, Leerentveld RA, Scholtes MC, Zeil-maker GH, Alberda AT. Vaginal disinfection with povidon iodine and the outcome of in-vitro fertilization. Hum Reprod 1992; 7: 349–350

64. Verordnung im Zusammenhang mit dem Gewebegesetz vom BMG. Das Bundesministerium für Gesundheit hat mit Wirkung zum 5.4.2008 eine Verordnung erlassen. 2008

65. Wang S, Jiang P, Peng G. HBV transmission from father to foetus and HBV DNA in tissues outside the liver. Chung Hua Kan Tsang Ping Tsa Chih 1999; 7: 203–206

66. Weigel M, Kupka MS. HIV-Infektion in der Reproduktionsmedizin. Gynäkologe 2005; 38: 708–714

67. Weigel M, Sonnenberg-Schwan U, Jäger H, Melchert F. 10 Jahre Reproduktionsmedizin bei HIV-diskordanten Paaren in Deutschland. Geburtsh Frauenheilk 2003; 63: 315–320

68. World Health Organization. Labarotory manual for the examination of human semen and sperm-cervical mucus interaction. 4th edition. Cambridge University Press, Cambridge; 1999

69. World Health Organization. WHO manual for the standardized investigation, diagnosis and management of the infertile male. Cambridge University Press, Cambridge, 2000

70. Yaron Y, Peyser MR, Samuel D, Amit A, Lessing JB. Infected endometriotic cysts secondary to oocyte aspiration for in-vitro fertilization. Hum Reprod 1994; 9: 1759–1760

71. Younis JS, Ezra Y, Laufer N, Ohel G. Late manifestation of pelvic abscess following oocyte retrieval, for in vitro fertilization, in patients with severe endometriosis and ovarian endometriomata. J Assist Reprod Genet 1997; 14: 343–346

Erstfassung	2002
Überarbeitung	2004, 2008. Gültigkeit im Jahr 2010 bestätigt.
Beteiligte Fachgesellschaften, Arbeitsgemeinschaften und Organisationen	Deutsche Gesellschaft für Gynäkologie und Geburtshilfe • Arbeitsgemeinschaft Infektiologie und Infektimmunologie in Gynäkologie und Geburtshilfe Deutsche Gesellschaft für Gynäkologische Endokrinologie und Fortpflanzungsmedizin
Autoren der letzten Überarbeitung	PD Dr. med. M. Kupka, München (Federführung) Prof. Dr. med. M. Weigel, Schweinfurt Prof. Dr. med. G. Neumann, Hamburg
Anmerkungen	S1-Leitlinie

Deutsche Gesellschaft für Gynäkologie und Geburtshilfe (DGGG),
Arbeitsgemeinschaft Immunologie in Gynäkologie und Geburtshilfe (AGIM)

Diagnostik und Therapie beim wiederholten Spontanabort

Inhaltsverzeichnis

1   Ziel und Methode der Leitlinie

1.1   Ziel

Ziel dieses Konsensuspapiers ist es, die Diagnostik und Therapie des wiederholten Spontanabortes auf der Basis evidenzbasierter Methoden zu standardisieren. Dies erfolgt unter Berücksichtigung und durch Verwendung einheitlicher Definitionen, objektiver Bewertungsmöglichkeiten und von Erfahrungsberichten der einzelnen Autoren.

Zielgruppe dieses Konsensuspapiers sind alle ärztlichen Berufsgruppen, die direkt oder indirekt (z. B. über Laboranforderungen) zur Betreuung von Frauen mit wiederholten Spontanabort beitragen.

1.2   Methode

Die Erstellung dieser Leitlinie erfolgte unter besonderer Berücksichtigung der bisherigen Empfehlungen (Stellungnahme zur Diagnostik und Therapie des wiederholten Spontanabortes [WSA] von 2006), den ESHRE-Richtlinien von 2006, den Richtlinien des Royal College of Obstetricians and Gynaecologists (RCOG 2001), des American College of Obstetricians and Gynaecologists (ACOG 2001), den Cochrane-Daten von 2006 sowie – soweit vorliegend – evidenzbasierter Daten (z.B. Metaanalyse von Hutton et al.

2007 und Richtlinien zur Diagnostik und Therapie der Thrombophilie in der Schwanger-schaft [Chest 2004, Empfehlungen der Deutschen Gesellschaft für Thrombose und Hä-mostaseforschung 2001]). Der Grad der Evidenz ist wie folgt angegeben:

Tab. 1: Evidenzlevel (EL) (nach Seventh ACCP Conference on Antithrombotic and Thrombolytic Therapy 2004 und der Neufassung der AWMF).

Level	Evidenz
Ia	Systematischer Review einer Metaanalyse randomisierter kontrollierter Studien
Ib	Mindestens eine randomisierte kontrollierte Studie
IIa	Mindestens eine kontrollierte Studie mit gutem Design ohne Randomisierung
IIb	Mindestens eine anderweitige Quasi-Experimentalstudie mit gutem Design
IIc	Nur Beobachtungsstudien sind vorhanden, keine randomisierten Studien
III	Nicht experimental beschreibende Studien mit gutem Design wie vergleichende Studien und Fallstudien
IV	Experten-Komitee; Berichte oder Meinungen und/oder klinische Erfahrung respektierter Persönlichkeiten

2 Einleitung

Wiederholte Spontanaborte stellen eine große Herausforderung für den betreuenden Arzt dar, da mittlerweile viele verschiedene Ursachen bekannt sind und die Führung der betroffenen Patientinnen aufgrund der vorangegangenen Abortereignisse oft anspruchs-voll ist.

Die Beschäftigung mit den Ursachen, die zu wiederholten Spontanaborten führen, ist aus wissenschaftlicher Sicht lohnend, da sich in zunehmendem Maße hierdurch Einsichten in das Implantationsgeschehen und seine Pathologie ergeben. Kausale Therapiestrate-gien werden zumindest teilweise möglich.

Evidenzbasierte, verlässliche Therapieempfehlungen zu geben, ist bei wiederholten Spontanaborten sehr schwierig, da die Zahl der Patientinnen, die einer expliziten Ursa-che zuzuordnen sind, naturgemäß sehr klein ist und sich damit Patientinnen für randomi-sierte Doppelblindstudien kaum in ausreichender Zahl rekrutieren lassen.

Verzichtet man hingegen auf eine exakte Ursachendefinition und ordnet Patientinnen allein aufgrund der Diagnose „wiederholte Spontanaborte" einer Studie zu, läuft man Gefahr, aufgrund der sehr heterogenen Patientinnen widersprüchliche Aussagen zu be-kommen.

Hinzu kommt, dass sich Patientinnen mit wiederholten Spontanaborten schwierig in Studien rekrutieren lassen, vor allem dann, wenn sie darüber aufgeklärt werden, dass ein bestimmtes Medikament, von dem man sich eine Verminderung des Abortrisikos verspricht und das möglicherweise sogar schon auf dem Markt verfügbar ist, gegen ein Placebo getestet werden soll.

Insofern kommt der Würdigung bestehender Studien auf der Basis eigener Erfahrungen im Umgang mit Patientinnen mit wiederholten Spontanaborten eine Bedeutung zu und in Einzelfällen muss auch der kritisch hinterfragten Erfahrungsmedizin eine Rolle eingeräumt werden.

3 Inzidenz und Definition

Die Inzidenz wiederholter Spontanaborte wird mit 1–2% der Frauen mit Kinderwunsch angegeben (43). Die WHO-Definition des wiederholten Spontanabortes (WSA) lautet: „drei und mehr konsekutive Fehlgeburten vor der 20. Schwangerschaftswoche". Demgegenüber favorisiert eine Reihe von Autoren (11, 38, 58) auch den Einschluss von Patientinnen mit lediglich zwei konsekutiven Spontanaborten, wobei in diesen Fällen das Risiko einer erneuten Fehlgeburt möglicherweise nur geringfügig erhöht ist.

Klinisch werden die Aborte in primäre (keine ausgetragene Schwangerschaft) und sekundäre (mindestens eine erfolgreiche Schwangerschaft) unterteilt. Eine neuere Unterteilung, welche sich auf den Ablauf der Fehlgeburten bezieht, unterteilt nach wiederholten embryonalen (Abortivei) und fetalen (sonographisch nachweisbare Herzaktion bzw. histologisch nachweisbarer Fetus) Schwangerschaftsverlusten. Bei der Einschätzung, ob bereits nach zwei Fehlgeburten eine umfangreichere Diagnostik sinnvoll ist, spielt neben der genauen Abortanamnese sicher auch die Einschätzung der reproduktionsmedizinischen Gesamtsituation des betroffenen Paares eine wesentliche Rolle.

4 Ursachen und Abklärung

4.1 Genetische Faktoren

Aborte im ersten Trimester sind zwischen 50 und 60% durch fassbare genetische Veränderungen bedingt, wobei die Trisomie, die X-Monosomie und Polyploidie die häufigsten Diagnosen sind. Die genetischen Auffälligkeiten mehren sich mit ansteigendem Alter, und es zeigt sich eine signifikante Korrelation zur Trisomie 16, 21 und 22 (10, 42). Chromosomale Veränderungen beim Elternpaar treten in 4% im Gegensatz zu 0,2% in der Normalbevölkerung auf. Die häufigste Form ist die balancierte Translokation. Patientinnen mit nachgewiesenen chromosomalen Störungen sollten auf die Möglichkeiten der Präimplantationsdiagnostik, der donogenen Insemination und der Pränataldiagnostik aufmerksam gemacht werden.

4.2 Anatomische Faktoren

Bei bis zu 15–30% der Patientinnen mit WSA finden sich angeborene uterine Anomalien. Das Abortrisiko hängt vom Typ der Anomalie ab und liegt beim Uterusseptum bei 26 bis 94%, beim Uterus bicornis bei 28 bis 44% sowie beim Uterus duplex bei 13 bis 42% (61). Die häufigste Diagnose ist das Uterusseptum (komplett als Uterus septus oder inkomplett als Uterus subseptus) in bis zu 25% (42). Die Hysteroskopie ist eine anerkannte Methode zum Ausschluss von uterinen Anomalien einschließlich der intrauterinen Adhäsionen, die nach Abortkürettagen in 16% der Fälle auftreten können (10). Daten von IVF-Studien konnten zeigen, dass submuköse Myome mit einem erhöhten Abortrisiko verbunden sind. Die hysteroskopische Entfernung der Myome kann die Prognose für eine nachfolgende Schwangerschaft wahrscheinlich verbessern (42).

4.3 Mikrobiologische Faktoren

Die Bedeutung der mikrobiologischen Faktoren wird kontrovers diskutiert. Eine Bedeutung für WSA könnte der Nachweis von Ureaplasma urealyticum und Chlamydia trachomatis haben (42, 44). Zusätzlich stellt die bakterielle Vaginose ein Risiko für rezidivierende Spätaborte im II. Trimenon mit Infektzeichen dar. Eine umfangreiche virologische, mikrobiologische oder serologische Diagnostik scheint nach aktuellem Stand der Wissenschaft nicht indiziert.

4.4 Endokrine Faktoren

Als Ursachen – speziell für gehäufte Frühaborte – sind Hyper- und insbesondere Hypothyreosen sowie das PCO-Syndrom zu nennen. Offenbar lässt sich durch eine Behandlung der Hypothyreose eine Reduktion des Abortrisikos erreichen (1). Offen ist die Frage, inwieweit der Nachweis von TPO-Antikörpern (auch im Graubereich) bei euthyreoter Stoffwechsellage ein Abortrisiko darstellt und inwieweit dieses durch die Therapie mit L-Thyroxin beeinflusst werden kann, da hierzu nur eine Studie existiert (46). Gegebenenfalls sollte man auch in diesen Fällen den Einsatz von L-Thyroxin erwägen.

Das metabolische Syndrom bzw. das PCO-Syndrom ist mit einer erhöhten Abortrate assoziiert. Unklar ist, welche pathogenetische Rolle der relativen LH-Hypersekretion, der Hyperandrogenämie sowie der Hyperinsulinämie zukommt. Die (präkonzeptionelle)

Einnahme von Metformin scheint die Aborthäufigkeit zu senken, allerdings existiert dazu noch keine besonders valide Datenlage (35, 57).

Es existiert kein eindeutiger Zusammenhang zwischen dem so genannten Lutealphasendefekt (LPD) und WSA. Ebenso ist der Einsatz von Progesteron für eine Schwangerschaft im Z.n. WSA umstritten. Allerdings lassen drei kontrollierte Studien einen gering positiven Effekt der Progesteron-Applikation bei Frauen mit WSA-Anamnese erkennen (26, 47).

4.5 Psychologische Faktoren

Frauen mit WSA erleben einen emotionalen Stress bei jeder Fehlgeburt (8). Dieses wurde indirekt durch die Arbeiten von Stray-Pederson et al. (63) bestätigt, die durch wöchentliche medizinische und sonographische Untersuchungen (Tender Loving Care [TLC]) in 85% eine erfolgreiche Schwangerschaft erreichen konnten.

Eine intensive, über das normale Maß hinausgehende Betreuung einer solchen Schwangerschaft sollte daher integraler Bestandteil der Therapie gerade in den ersten Schwangerschaftswochen sein.

4.6 Immunologische Faktoren

4.6.1 Alloimmunologische Faktoren

Die ungestört verlaufende Schwangerschaft ist mit einer aktiven immunologischen Auseinandersetzung zwischen der Mutter und dem sich entwickelnden Feten bzw. den extraembryonalen Membranen assoziiert (20, 72, 74). Es gibt eine große Zahl klinischer und grundlagenwissenschaftlicher Studien, welche die verschiedensten immunologischen Veränderungen im Rahmen der normalen Schwangerschaft und deren Störung im Zusammenhang mit Schwangerschaftspathologie beschreiben (3, 21, 27, 28, 54). Dennoch ist es bis zum heutigen Tag nicht gelungen, eindeutige alloimmunologische Pathomechanismen für WSA zu etablieren (20, 60, 70). Auch wenn einzelne alloimmunologische Befunde mitunter in Zusammenhang mit gestörten Schwangerschaftsverläufen gebracht wurden (3, 21, 28, 49, 69), rechtfertigt die derzeitige Datenlage bisher nicht, betroffene Individuen einer aufwendigen Diagnostik zu unterziehen – zumal sich aus einer derartigen Diagnostik bis heute keine zielgerichtete Therapie ableiten lässt.

4.6.2 Autoimmunologische Faktoren (Antiphospholipid-Syndrom)

Die Prävalenz positiver Antikardiolipin-Antikörper bei Frauen mit wiederholtem Spontanabort liegt zwischen 5 und 51% (32) und bei 0–20% mit Lupus-Antikoagulans. Im Durchschnitt muss man bei 7–25% der Frauen mit WSA mit einem Antiphospholipid-Syndrom rechnen (4, 5, ELIIc). Unbehandelte Frauen mit wiederholt positivem Lupus-Antikoagulans oder erhöhten Antikardiolipin-Antikörpern haben bis zu 90% einen erneuten Abort oder eine schwere Schwangerschaftskomplikation (29, 32). Dabei handelt es sich meistens um eine schwere Präeklampsie/HELLP-Syndrom oder eine schwere Plazentainsuffizienz. Grundsätzlich gelten deshalb diese Schwangerschaften als Risikoschwangerschaften (31).

4.7 Angeborene thrombophile Faktoren

In den letzten Jahren hat eine Reihe von Fallkontrollstudien eine Beziehung der angeborenen thrombophilen Faktoren zum wiederholten Spontanabort erbracht. Nach einer Analyse der College of American Pathologists Consensus Conference on Thrombophilia (6) an 16 Fallkontrollstudien ergab sich eine Häufung der Faktor-V-Leiden-Mutation bei WSA-Patientinnen mit einer Odds Ratio zwischen 2 und 5. In einer Metaanalyse von Rey et al. (55, ELIIc) ist sowohl der Frühabort (OR 2,01, 95% CI 1,13–3,58) als auch der Spätabort (OR 7,83, 95% CI 2,83–21,67) mit der Faktor-V-Leiden-Mutation statistisch signifikant verbunden. Ähnliches gilt für die Prothrombin-Mutation (55) und den Protein-S-Mangel, aber nicht für die MTHFR-Mutation, den Protein-C- und den Antithrombin-Mangel – möglicherweise aufgrund zu geringer Fallzahlen (4, ELIIc). Letztere Faktoren sind eher Risikofaktoren für einen Spätabort. Zur Bedeutung des Faktor VIII, Faktor XII und Faktor XIII sowie der Polymorphismen des Plasminogen-Aktivator-Inhibitors sowie des Angiotensin-Converting-Enzymes (D/I) fehlen bislang noch ähnlich valide Daten (9).

5 Therapie

5.1 Behandlungen der Thrombophilie

Aufgrund der Studien von Brenner et al. (7), Carp et al. (11), Bates et al. (4, ELIIb) und Gris et al. (30) sollten Frauen mit WSA und einem angeborenen thrombophilen Defekt mit niedermolekularem Heparin (NMH) behandelt werden. Die Dosierung von NMH und die labormäßige Kontrolle gehen aus den Empfehlungen der Gesellschaft für Thrombose- und Hämostaseforschung hervor (31). Eine alleinige Therapie mit Aspirin ist wie beim Antiphospholipid-Syndrom von geringerer Wirkung (51). Aufgrund der prospektiven Studien von Rai et al. (52, ELIIb) und Kutteh et al. (40, EL IIb) ist beim

Nachweis von erhöhten Antikardiolipin-Antikörpern oder Lupus-Antikoagulans eine Behandlung mit einem unfraktionierten Heparin zusammen mit 100 mg Aspirin die Therapie der Wahl. In der Praxis sind die unfraktionierten Heparine durch niedermolekulare Heparine ersetzt worden (4, 29, 31). Kortikosteroide spielen in der Therapie des geburtshilflichen Antiphospholipid-Syndroms keine Rolle (5).

Bemerkenswert ist die Versagerquote von ca. 30% mit dem Ergebnis schwerer Schwangerschaftskomplikationen (29, 32). Die Therapie dieser Patientinnen bei einer erneuten Schwangerschaft ist nicht klar geregelt. Therapeutische Dosen von NMH oder die zusätzliche Gabe von intravenösen Immunglobulinen werden diskutiert (5, 32).

5.2 Therapieoptionen des alloimmunologischen Abortes

Zum gegenwärtigen Zeitpunkt werden folgende immunmodulatorische Möglichkeiten diskutiert, obwohl die vorliegenden Daten aufgrund des inhomogenen Patientengutes klinisch nur mit Einschränkungen zu verwerten sind (18, 51): allogene Lymphozytenimmunisation mit paternalen Lymphozyten, intravenöse Immunglobuline und humanes Leukozytenultrafiltrat (LeukoNorm®).

5.2.1 Allogene Immunisierung

Zehn Studien mit paternaler Immunisation erbrachten keine statistisch signifikante Erfolgssteigerung im Vergleich zu den Kontrollen (OR 1,36, 95% CI 0,9–2,0). Die letzte randomisierte Studie zur Lymphozytenimmunisation von Ober et al. (48) zeigte eine Erfolgsrate in der Therapiegruppe von 36% und in der Kontrollgruppe von 48%. Dies entspricht auch der Cochrane-Metaanalyse (ELIIc) von Porter et al. (51) mit einer Odds Ratio von 1,05 (95% CI 0,75–1,47) zuungunsten der paternalen Immuntherapie. Die amerikanische FDA hat die Anwendung der paternalen Lymphozytenimmunisierung an strenge Kautelen geknüpft. Dies muss man auch vor dem Hintergrund der möglichen mütterlichen und kindlichen Komplikationen sehen. Im Vordergrund stehen dabei die Infektionsübertragung und die Bildung irregulärer erythrozytärer und thrombozytärer Antikörper.

5.2.2 Passive Immunisierung mit intravenösen Immunglobulinen (IVIG)

Die bisherigen Erfolgsdaten zur Immunglobulintherapie beim WSA sind widersprüchlich. 1998 publizierte Daya et al. (24) eine Metaanalyse über vier prospektive Studien (16, 22, 62, 67). Dabei ergab sich ein Behandlungseffekt von 14,4% zugunsten der Immunglobuline. 1999 publizierte die gleiche Arbeitsgruppe (25) eine zweite Metaanalyse, nachdem zwei weitere Studien (34, 50) ausgewertet wurden. Die Fallzahl stieg in der

IVIG-Gruppe auf 115 an. Die Odds Ratio ergab keinen statistisch signifikanten Vorteil der IVIG-Therapie (OR 1,14, 95% CI 0,66–1,95), wobei die Unterschiede zwischen den europäischen und amerikanischen Studien in den verschiedenen Therapie-Regimen und in den Einschlusskriterien für klinische und immunologische Parameter liegen (17, 19, 66). Es wurde bemängelt (17, 18, 39), dass die Verum- und Placebogruppe extrem heterogen zusammengesetzt seien und es deshalb fraglich sei, klinische Schlüsse aus dieser Analyse zu ziehen. Diesen Einwand konnte auch die letzte Cochrane-Analyse von Porter et al. (51) nicht ausräumen. Deswegen wurde in den Kommentaren an der Vergleichbarkeit der Studien gezweifelt. Obwohl sowohl das Royal College of Obstetricians and Gynaecologists (2003) als auch die ACOG von 2001 keine Vorteile der Immuntherapie (2, 56) sahen, konnten jüngere Ergebnisse anderer Arbeitsgruppen (12–18, 23, 39, 41, 59, 64–66, 69) über gute Ergebnisse in bestimmten Subpopulationen von Patientinnen mit WSA nach intravenöser Immunglobulintherapie berichten. Unter Berücksichtigung dieser Arbeiten und aufgrund der Metaanalyse von Hutton et al. (33) von 2007 (ELIIb) und den Richtlinien der European Society of Human Reproduction and Embryology (ESHRE) von 2006 (36) wird die Therapie mit intravenösen Immunglobulinen sowie die Therapie mit Heparin und Aspirin von den verantwortlichen Autoren auf gleichem Evidenzniveau (ELIIb) und als Off-Label-Use (53) eingeschätzt.

Nach der Übersicht von Stricker et al. (65, 66) sollen folgende Charakteristika für erfolgreiche IVIG-Anwendungen gegeben sein: Von der IVIG-Therapie profitieren vor allem ältere Patientinnen (> 28 Jahre), immunologische Parameter (antipaternale Antikörper, NK-Zellen) dienen als Eingangskriterien, Beginn der Therapie vor Konzeption, wiederholte IVIG-Therapie alle drei bis vier Wochen mit einer eher niedrigeren Dosis von 0,2 g/kg oder weniger (38).

Wenn man diese Maßstäbe anwendet und die neueren Arbeiten der letzten Jahre berücksichtigt, so könnten sich positive Behandlungseffekte ergeben für Patientinnen mit

1. sekundären habituellen Aborten (15, 33). Dabei war eine Steigerung der Lebendgeburtsrate mit einer OR von 2,71; 95% CI 1,09–6,73 zu verzeichnen.
2. wiederholten Spontanaborten zwischen der 14. und 28. SSW. Sie zeigten nach Christiansen et al. (15, 16, 18) einen signifikanten Behandlungserfolg mit IVIG.
3. vier und mehr Aborten. Sie profitierten von einer Immuntherapie (12, 14, 37, 45, 73).

Dennoch sollten gemäß den ESHRE-Leitlinien eine immunologische Diagnostik und eine Immuntherapie nur unter Studienbedingungen erfolgen.

5.2.3 Humanes Leukozytenultrafiltrat

Für die Behandlung immunologisch bedingter wiederholter Spontanaborte ist als einziges Präparat das humane Leukozytenultrafiltrat (LeukoNorm®) auf dem Markt. Die Zulassung für diese Anwendung ist zumindest fraglich und wird nicht von allen Kranken-kassen akzeptiert. Bis zum heutigen Tag existieren nur wenige Daten zur Wirksamkeit dieses Präparates beim WSA (68) bzw. bei Implantationsversagern (71). Diese Daten haben eine geringe Validität. Zudem stehen noch die Ergebnisse einer prospektiven Studie zum Leukonorm bei Implantationsversagern aus.

Bis zur Empfehlung der Anwendung von LeukoNorm® außerhalb von Studien sollten weitere Daten abgewartet werden.

6   Zusammenfassung (in Anlehnung an die Europäische Leitlinie der ESHRE)

Folgende Untersuchungen sind bei Patientinnen mit WSA sinnvoll (Empfehlungs-grad B):

1. Abklärung angeborener thrombophiler Faktoren (Faktor-V-Leiden-Mutation, Pro-thrombin-Mutation, Protein-C und -S, Antithrombin),
2. Abklärung autoimmunologischer Probleme (Antiphospholipid-Syndrom),
3. Ausschluss endokriner Ursachen (TSH, TPO-AK, ggf. ein OGTT [75 g] mit gleich-zeitiger Bestimmung von Insulin nüchtern, nach ein und zwei Stunden zur Beurtei-lung einer Insulinresistenz),
4. Ausschluss genetischer Ursachen (humangenetische Beratung des Ehepaares, Karyo-typisierung des Abortmaterials),
5. Ausschluss anatomischer Ursachen (Hysteroskopie als Diagnostik der Wahl, alterna-tiv Hysterosalpingographie),
6. Ausschluss vaginaler Infektionen,
7. Untersuchung der alloimmunologischen Faktoren nur unter Studienbedingungen.

Folgende Therapieoptionen sind sinnvoll (Empfehlungsgrad B):

1. Bei Vorliegen einer angeborenen Thrombophilie die Applikation von niedermoleku-larem Heparin (Dosierung nach den Empfehlungen der Gesellschaft für Thrombose-und Hämostaseforschung [31]),
2. bei Vorliegen eines Antiphospholipid-Syndroms Gabe von niedermolekularem He-parin zusammen mit 100 mg Aspirin/täglich (siehe Empfehlungen der Gesellschaft für Thrombose- und Hämostaseforschung [31] oder Empfehlungen der ACCP Con-ference [4]),
3. Behandlung einer Endokrinopathie,
4. operative Korrektur einer uterinen Anomalie,

5. bei rezidivierenden Spätaborten und zervikaler Verschlussinsuffizienz ggf. Cerclage/ totaler Muttermundverschluss, gegebenenfalls mit gezielter antibiotischer Behandlung,
6. Progesteronunterstützung im ersten Trimenon (v.a. beim Fehlen offensichtlicher anderer Ursachen),
7. die Behandlung der alloimmunologischen Ursachen mit paternalen Lymphozyten, Immunglobulinen oder humanem Leukozytenultrafiltrat nach strengen Einschlusskriterien und nur unter Studienbedingungen.

7 Literatur

1. Abalovich M, Gutierrez S, Alcaraz G, Maccallini G, Garcia A, Levalle O. Overt and subclinical hypothyroidism complicating pregnancy. Thyroid 2002; 12: 63–68

2. American College of Obstetricians and Gynecologists. Management of recurrent early pregnancy loss. Guidelines No. 24, ACOG 2001

3. Aoki K, Kajiura S, Matsumoto Y, Ogasawara M, Okada S, Yagami Y, Gleicher N. Preconceptional natural-killer-cell activity as a predictor of miscarriage. Lancet 1995; 345: 1340–1342

4. Bates SM, Greer IA, Hirsh J, Ginsberg JS. Use of antithrombotic agents during pregnancy: the Seventh ACCP Conference on Antithrombotic and Thrombolytic Therapie. Chest 2004; 126: 627–644

5. Branch DW, Flint Porter T, Paiodas MJ, Belfort MA, Gonik B. Obstetric uses of intravenous immunoglobulin: Successes, failures, and promises. J Allergy Clin Immunol 2001; 108: 133–138

6. Brenner B, Nowak-Göttl U, Kosch A, Manco-Johnson M, Laposata M. Diagnostic studies for thrombophilia in women on hormonal therapy and during pregnancy, and children. Arch Pathol Lab Med 2002; 126: 1296–1303

7. Brenner B. Enoxaparin reduces pregnancy loss in women with thrombophilia. Annual Meeting of the American Society of Haematology 2003, San Diego

8. Brigham SA, Conlon C, Fahrquharson RQ. A longitudinal study of pregnancy outcome following idiopathic recurrent miscarriage. Human Reprod 1999; 11: 2868–2871

9. Buchholz T, Lohse P, Rogenhofer N, Kosian E, Pihusch R, Thaler CJ. Polymorphisms in the ACE and PAI-1 genes are associated with recurrent spontaneous miscarriages. Human Reprod 2003; 11: 2473–2477

10. Bulöetti C, Flamigni C, Giacomucci E. Reproductive failure due to spontaneous abortion and recurrent miscarriage Human Reprod 1996; 2: 118–136

11. Carp H, Dolitzky M, Inbal A. Thromboprophylaxis improves the live birth rate in women with consecutive recurrent miscarriages and hereditary thrombophilia. J Throm Haemost 2002; 1: 433–438

12. Carp H, V Toder, E Gazit, R Ahiron, A Torchinski, S Mashiach, Y Shoenfeld. Further experiences with intravenous immunoglobulin in women with recurrent miscarriage and a poor prognosis. AJRI2001;46:268–273

13. Carp H,. Intravenous immunoglobulin: Effect on infertility and recurrent pregnancy loss . IMAJ 2007;9:877–880

14. Christiansen OB, O Mathiesen, JG Lauritsen, N Grunnert. *Intravenous immunoglobulin treatment of women with multiple miscarriages. Human Reprod. 1992;7:718–722*

15. Christiansen OB, Pedersen B, Rosgaard A, Husth M. *A randomized, double-blind, placebo-controlled trial of intravenous immunoglobulin in the prevention of recurrent miscarriage: evidence for a therapeutic effect in women with secondary recurrent miscarriage. Human Reprod 2002; 17: 809–816*

16. Christiansen OB, Mathiesen O, Husth M, Rasmussen KL, Ingerslev HJ, Lauritsen JG, Grunnert N. *Placebo-controlled trial of treatment of unexplained secondary late spontaneous abortions with i.v. immunoglobulin. Human Reprod 1995;10: 2690–2695*

17. Christiansen OB, Nielsen HS, Kolte A, Pedersen AT. *Research methodology and epidemiology of relevance in recurrent pregnancy loss. Semin Reprod Med 2006; 24: 5–16*

18. Christiansen OB, Nielsen HS. *Intravenous immunoglobulin in the prevention of recurrent miscarriage: does it work? Chem Immunol Allergy 2005; 88: 117–127*

19. Clark DA, Daya SA. Editorial. *Is there hope for IVIG? AJRI 1998; 39: 65–68*

20. Clark DA, Coulam CB, Daya S, Chaounat G. *Unexplained sporadic and recurrent miscarriage in the new millennium: a critical analysis of immune mechanisms and treatments Human Reprod update 2001; 7: 501–511*

21. Coulam CB, Goodeman C, Roussev RG, Thomasson EJ, Beaman K. *Systemic CD56+cells can predict pregnancy outcome. Am J Reprod Immunol 1995; 33: 40–46*

22. Coulam CB, Krysa L, Stern JJ, Bustillo M. *Intravenous immunoglobulin for treatment of recurrent pregnancy loss. AJRI 1995; 34: 333–337*

23. Coulam CB, Stephenson M, Stern JJ, Clark DA. *Immunotherapy for recurrent pregnancy loss: Analysis of results from clinical trials. AJRI 1996; 35: 352–359*

24. Daya S, Gunby J, Clark DA. *Intravenous immunoglobulin therapy for recurrent spontaneous abortion: a metaanalysis. Am J Reprod Immunol 1998; 39: 69–76*

25. Daya S, Gunby J, Porter F, Scott J, Clark DA. *Critical analysis of intravenous immunoglobulin therapy for recurrent miscarriage. Human Reprod 1999; 5: 475–482*

26. Daya S. *Efficacy of progesterone support for pregnancy in woman with recurrent miscarriage. A metaanalysis of controlled trials. Brit J Obstet Gynecol 1989; 96: 275–280*

27. Eblen AC, Gercel-Taylor C, Shields LB, Sanfilippo JS, Nakajima ST, Taylor DD. *Alteration in humorale immune responses associated with recurrent pregnancy loss. Fertil Steril 2000; 73: 305–313*

28. Emmer PM, Nelen LDM, Steegers EAP, Hendriks JCM, Veerhoek M, Joosten I. *Peripheral natural killer cytotoxity and CD56+CD16+ cells increase during early pregnancy in women with a history of recurrent spontaneous abortion. Human Reprod 2000; 15: 1163–1169*

29. Empson M, Lassere M, Craig JC, Scott JR. *Recurrent pregnancy loss with Antiphospholipid antibody: a systematic review of therapeutic trials. Obstet Gynecol 2002; 99: 135–144*

30. Gris JC, Mercier E, Quere I, Lavigne-Lissalde G, Cochery-Nouvellon E, Hoffet M, Ripart-Neveu S, Tailland ML, Dauzat M, Mares P. *Low molecular weight heparin versus low dose aspirin in women with one fetal loss and a constitutional thrombophilic disorder. Blood 2004; 103: 3695–3699*

31. Heilmann L, Rath W, Harenberg J, Breddin HK, Schramm W. *Die Anwendung von niedermolekularem Heparin in der Schwangerschaft. Geburtsh Frauenheilk 2001; 61: 355–363*

32. *Heilmann L, v Tempelhoff GF, Pollow K. Antiphospholipid syndrome in obstetrics. Clin Appl Thromb Hemost 2003; 9: 143–150*

33. *Hutton B, Sharma R, Fergusson D, Tinmouth A, Hebert P, Jamieson J, Walker M. Use of intravenous immunoglobulin for treatment of recurrent miscarriage: a systematic review. BJOG 2007; 114: 134–142*

34. *Jablonowska B, Selbing A, Palfi M, Ernerudh J, Kjellberg S, Lindton BL. Prevention of recurrent spontaneous abortion by intravenous immunoglobulin: a double-blind placebo-controlled study. Human Reprod 1999; 14: 838–841*

35. *Jakubowicz DJ, Iurono MJ, Jakubowicz S, Roberts KA, Nestler JE. Effects of metformin on early pregnancy loss in the polycystic ovary syndrome. J Clin Endocrinol Metab 2002; 87: 524–529*

36. *Jauniaux E, Farquharson RG, Christiansen OB, Exalto N. Evidence-based guidelines for the investigation and medical treatment of recurrent miscarriage. Human Reproduction 2006; 21: 2216–2222*

37. *Katano K, Aoki K, Ogasawara MS, Suzumori K. Adverse influence of number of previous miscarriages on results of paternal lymphocyte immunization in patients with recurrent spontaneous abortion. AJRI 2000; 44: 289–292*

38. *Kiprov DD, Nachtigall RD, Weaver RC, Jacobson A, Main EK, Garovoy MR. The use of intravenous immunoglobulin in recurrent pregnancy loss associated with combined alloimmune and autoimmune abnormalities. AJRI 1996; 36: 228–234*

39. *Kotlan B, Padanyi A, Batorfi J, Fulop V, Szigetvari I, Rajczy K, Penzes M, Gyodi E, Reti M, Petranyi G. Alloimmune and autoimmune background in recurrent pregnancy loss – successful immunotherapy by intravenous immunoglobulin. Am J Reprod Immunol 2006; 55: 331–340*

40. *Kutteh WH. Antiphospholipid antibody associated recurrent pregnancy loss: Treatment with heparin and low dose aspirin is superior to low dose aspirin alone. Am J Obstet Gynecol 1996; 174: 1586–1589*

41. *Kwak JYH, Meeyoung Kwak F, Gilman-Sachs A, Beaman KD, Cho DD, Beer AE. Immunoglobulin G Infusion treatment for women with recurrent spontaneous abortions and elevated CD56+ natural killer cells. Early pregnancy. Biology and Medicine 2000; 4: 154–164*

42. *Li TC, Makris M, Tomsu M, Tuckerman E, Laird S. Recurrent miscarriage: aetiology,management and prognosis. Human Reprod Update 2002; 8: 463–481*

43. *Li TC, Iqbal T, Anstie B, Gillham J, Amer S, Wood K, Laird S. An analysis of the pattern of pregnancy loss in women with recurrent miscarriage. Fertil Steril. 2002; 78: 1100–1106*

44. *Menge S, Müller-Lantzsch C, Keck C, Tempfer C. Habituelle Aborte – ein aktueller Überblick über Ursachen und therapeutische Möglichkeiten. Geburtsh Frauenheil 2004; 64: 574–583*

45. *Morikawa M, Yamada H, Kato EH, Shimada S, Kishida T, Yamada T, Kobashi G, Fujimoto S. Massive intravenous immunoglobulin treatment in women with four or more recurrent spontaneous abortions of unexplained etiology: down-regulation of NK cell activity and subsets. AJRI 2001; 46: 399–404*

46. *Negro R, Formoso G, Mangieri T, Pezzarossa A, Dazzi D, Hassan H. Levothyroxine treatment in euthyroid pregnant women with autoimmune thyroid disease: effects on obstetrical complications. J Clin Endocrinol Metab 2006; 91: 2587–2591*

47. *Oates-Whitehead RM, Haas DM, Carrier JAK. Progestogen for preventing miscarriage (Cochran Review). Cochran Library 2004*

48. Ober C, Karrison T, Odem RR, Barnes RB, Branch DW, Stephenson MD, Baron B, Walker MA, Scott JR, Schreiber JR. Mononuclear cell immunization in prevention of recurrent miscarriage: a randomised trial. Lancet 1999; 354: 365–369

49. Orgad S, Loewenthal R, Gazit E, Sadetzki S, Novikov I, Carp H. The prognostic value of antipaternale antibodies and leukocyte immunization on the proportion of live births in couples with consecutive recurrent miscarriages. Human Reprod 1999; 14: 2974–2979

50. Perino A, Vassiliadis A, Vucetich A, Culacuci N, Menato G, Cignitti M, Semprini AE. Short term therapy for recurrent abortion using intravenous immunoglobulin: results of a double-blind placebo-controlled Italian study. Human Reprod 1997; 12: 2388–2392

51. Porter TF, LaCoursiere Y, Scott JR. Immunotherapy for recurrent miscarriage (review): The Cochrane Library 2006; 2

52. Rai R, Cohen H, Dave M, Regan L. Randomized controlled trial of aspirin and aspirin plus heparin in pregnant women with recurrent miscarriage associated with phospholipids antibodies (or antiphospholipid antibodies). BMJ 1997; 314: 253–257

53. Ratko TA, Burnett DA, Foulke GE, Matuszewski KA, Sacher RA. Recommen-dations for Off-Label use of intravenously administered immunoglobulin preparations. JAMA 1995; 273: 1865–1870

54. Regan L, Braude PR, Hill DP. A prospective study of the incidence, time or appearance and significance of anti- paternal lymphocytotoxic antibodies in human pregnancy. Human Reprod 1991; 6: 294–298

55. Rey E, Kahn SK, David, M, Shrier I. Thrombophilic disorders and fetal loss: a metaanalysis. Lancet 2003; 361: 901–908

56. Royal College of Obstetricians and Gynecologists. The management of recurrent miscarriage, Guidelines No. 17, RCOG, 2001

57. Schäfer-Graf UM, Kleinwechter H. Wie vorgehen bei PCOS und Kinderwunsch? Frauenarzt 2007; 48: 676–677

58. Scott JR, Branch WD. Immunology of early pregnancy loss. Contemporary Ob/Gyn 1998; 43: 40–56

59. Sher G, Zouves C, Feinmann M, Massarani G, Matzner W, Chong P, Ching W. A rational basis for the use of combined heparin/aspirin and IVIG immunotherapy in the treatment of recurrent IVF failure associated with antiphospholipid antibodies. AJRI 1998; 39: 391–394

60. Somigliana E, Viogana P, Vignali M. Endometriosis and unexplained recurrent spontaneous abortion: pathological states resulting from aberrant modulation of natural killer cell function? Human Reprod Update 1999; 5: 40–51

61. Steck T, Bussen S, Marzusch K. Strategien zur Abortprophylaxe bei einer Vorgeschichte mit wiederholten Aborten. Fertilität 1997; 13: 7–16

62. Stephenson MD, Dreher K, Houlihan E, Wu V. Prevention of unexplained recurrent spontaneous abortion using intravenous immunoglobulin: A retrospective, randomized, double-blinded, placebo-controlled trial. AJRI 1998; 39: 82–88

63. Stray-Pederson B, Stray-Pederson S. Etiologic factors and subsequent reproductive performance in 195 couples with a prior history of habitual abortion. Am J Obstet Gynecol 1984; 148: 140–146

64. *Stricker RB, Steinleitner A, Bookoff CN, Weckstein LN, Winger EE. Successful treatment of immunologic abortion with low dose intravenous immunoglobulin Fert Sterility 2000; 73: 536–540*

65. *Stricker RB, Steinleitner A, Winger EE. Intravenous immunoglobulin (IVIG) therapy for immunologic abortion. Clin Appl Immunol Reviews 2002; 2: 187–199*

66. *Stricker RB, Winger EE. Update on treatment of immunologic abortion with low-dose intravenous immunoglobulin. Am J Reprod Immunol 2005; 54: 390–396*

67. *The German RSA/IVIG Group. Intravenous immunoglobulin in the prevention of recurrent miscarriage. BJOG 1994; 101: 1072–1077*

68. *Tilch G, Metzner G. Zum gegenwärtigen Stand der aktiven und passiven Immuntherapie bei habituellen Aborten. In: Baenkler HW, MetznerG. : Immuntherapeutische Perspektiven in Klinik und Praxis. Zuckschwerdt, München, Bern, Wien ,New York, 2001*

69. *Van den Heuvel M, Peralta CG, Hatta K, Han VK, Clark DA. Decline in number of elevated blood CD3+CD56+ NKT cells in response to intravenous immunoglobulin treatment correlates with successful pregnancy. AJRI 2007; 58: 447–459*

70. *Von Wolf M, Strowitzki T. Habituelle Aborte – ein multifaktorielles Krankheitsbild. Gynäkol Endokrin 2005; 3: 7–17*

71. *Würfel W, Fiedler K, Krüsmann G, Smolka B, von Hertwig I. Improving treatment outcome by LeukoNorm CytoChemia in patients with multiple, failed IVF or ICSI treatment cycles. Zentralbl Gynäkol 2001; 123: 361–365*

72. *Würfel W. Chronische habituelle Aborte. In: Feige A, Rempen A, Würfel W, Jawny J, Rhode A. Frauenheilkunde. Urban & Fischer, München, Jena, 2006*

73. *Yamada H, Kishida T, Kobayashi N, Katz EH, Aoski N, Fujimoto S. Massive immunoglobulin treatment in women with four or more recurrent spontaneous primary abortions of unexplained aetiology. Human Reprod 1998; 13: 2620–2623*

74. *Zenclussen AC, Gentile T, Margni R, Kortebani G, Mazzolli A. Asymmetric antibodies and pregnancy. Amer J Reprod Immunol 2001; 45: 289–294*

Erstfassung	2006
Überarbeitung	2008. Gültigkeit im Jahr 2010 bestätigt.
Beteiligte Fachgesellschaften, Arbeitsgemeinschaften und Organisationen	Deutsche Gesellschaft für Gynäkologie und Geburtshilfe · Arbeitsgemeinschaft Immunologie in Gynäkologie und Geburtshilfe Deutsche Gesellschaft für Gynäkologische Endokrinologie und Fortpflanzungsmedizin
Autoren	Prof. Dr. med. L. Heilmann, Wiesbaden (Federführung) Prof. Dr. med. J. Dietl, Würzburg Prof. Dr. med. M. Ludwig, Hamburg Prof. Dr. med. P. Mallmann, Köln Prof. Dr. med. C. Tempfer, Wien Prof. Dr. med. Ch. Thaler, München Prof. Dr. med. M. von Wolff, Heidelberg Prof. Dr. med. W. Würfel, München
Anmerkungen	S1-Leitlinie Methoden- und Leitlinienreport siehe Homepages der DGGG und der AWMF

DGGG Leitlinienregister 2010	2	Gynäkologische Endokrinologie und Fortpflanzungsmedizin
	2.2	Fortpflanzungsmedizin
	2.2.3	Psychosomatisch orientierte Diagnostik und Therapie bei Fertilitätsstörungen
AWMF Leitlinienregister	016/003 (S2k)	

Deutsche Gesellschaft für Psychosomatische Frauenheilkunde
und Geburtshilfe (DGPFG)

Psychosomatisch orientierte Diagnostik und Therapie bei Fertilitätsstörungen

Inhaltsverzeichnis

1   Definition und Eingrenzung

Die nachfolgenden Leitlinien beziehen sich auf die psychosomatisch orientierte Diagnostik und Therapie der ungewollten Kinderlosigkeit (Syn.: Sterilität/Infertilität). Es kann davon ausgegangen werden, dass bei Entstehung, Verlauf, Diagnostik und Therapie biologische, psychologische und soziale Faktoren eine große Rolle spielen.

1.1   ICD-10

- Sterilität der Frau (N97)
- Sterilität beim Mann (N46)

1.2 Häufigkeit

Schätzungsweise 6–9% aller Paare in Mitteleuropa sind ungewollt kinderlos und wünschen eine Behandlung. Ca. 3% bleiben dauerhaft ungewollt kinderlos. Mindestens 30% aller Frauen mit schließlich erfülltem Kinderwunsch erlebten eine mindestens 12-monatige Episode der Unfruchtbarkeit.

2 Diagnostik

2.1 Somatische Diagnostik

2.1.1 Diagnostik bei der Frau

a) Endokrinologische Diagnostik

- Zur Erfassung endokrinologischer Störungen erfolgt die Erstellung eines Hormonstatus in der ersten Zyklushälfte (3.–8. Zyklustag). Dieser umfasst: E_2, LH, FSH, Prolaktin, DHEAS, Testosteron, TSH, evtl. T3/T4.

Zur Überwachung des zyklusgerechten Verlaufs der Hormone kann ein Zyklusmonitoring durchgeführt werden.

- Überprüfung der Corpus-luteum-Funktion in der 2. Zyklushälfte (Progesteron, E_2) etwa 5–8 Tage postovulatorisch.

b) Uterus/Ovar

Zur Beurteilung der Lage, Form und Struktur des inneren Genitales erfolgt eine vaginalsonographische Diagnostik. Bei der abdominalsonographischen Diagnostik zeigt sich nur eine begrenzte Beurteilbarkeit der Organe, sie hat aber ihre Berechtigung in Ausnahmefällen.

Uterus: Nachweis bzw. Ausschluss von Myomen, Beurteilung der Lage des Uterus, Form des Uterus (z.B. Miss- und Doppelbildungen), Struktur und Dicke des Endometriums, Ausschluss von Polypen.

Ovarien: Nachweis beider Ovarien, Strukturveränderungen (z.B. PCO, Zysten).

c) Infektiologische Diagnostik

In der Basisdiagnostik erfolgt eine Blutabnahme zum Ausschluss folgender Infektionen: Röteln, Varizellen, Toxoplasmose, Hepatitis B, Hepatitis C, HIV. Bei der vaginalen Untersuchung erfolgt ein Zervixabstrich zur Nativmikroskopie und zum Chlamydienscreening.

d) Abklärung des Tubenfaktors

Zur Abklärung des Tubenfaktors gibt es folgende Möglichkeiten:

1. diagnostische Laparoskopie mit Chromopertubation,
2. Hysterosalpingo-Kontrastsonographie,
3. Röntgen-Hysterosalpingographie.

Die Hysterosalpingographie tritt aufgrund der Strahlenbelastung gegenüber der Hystero-Kontrastsonographie als diagnostische Methode in den Hintergrund. Goldstandard zur Abklärung des Tubenfaktors ist die Laparoskopie, da sich hierbei auch entzündliche Veränderungen, Verwachsungen und die Beschaffenheit der Ovarien darstellen lassen und therapeutisch angegangen werden können; meist auch mit Hysteroskopie.

e) Ausschluss von Störungen des Allgemeinzustandes

Es erfolgt eine gründliche Anamnese, des Weiteren eine Blutentnahme mit Bestimmung des Blutbilds und der klinischen Chemie zur Erfassung von Leber- und Nierenfunktionsstörungen sowie hämatologischen Erkrankungen.

2.1.2 Diagnostik beim Mann

Es erfolgt eine Ejakulatuntersuchung mit Bestimmung der Menge, Viskosität, pH-Wert, Spermienzahl, Motilität, Vitalität und Morphologie, ergänzt ggf. durch infektiologische und hormonelle Analytik. Generell ist eine umfassende andrologisch-klinische Untersuchung mit Untersuchung des Genitales (Hoden, akzessorische Geschlechtsdrüsen) anzuraten, die zumindest bei pathologischem Spermiogramm zu erfolgen hat. Die klinische Untersuchung sollte vom spezialisierten Arzt durchgeführt werden (Andrologie, Urologie).

2.1.3 Überweisung

Die Überweisung an Spezialisten der Reproduktionsmedizin in Klinik und Praxis sollte bei längerer Dauer des Kinderwunsches (> 2 Jahre), bei eindeutigen schweren Sterilitätsfaktoren bzw. Alter der Frau > 35 Jahre sofort erfolgen (siehe 2.2).

2.2 Psychosomatische Diagnostik

2.2.1 Hintergrund der Diagnostik

2.2.1.1 Psychologische Merkmale ungewollt kinderloser Personen

Bei Paaren mit unerfülltem Kinderwunsch erscheint der Anteil psychopathologisch auffälliger Personen nicht höher als in der Allgemeinbevölkerung. Während bei ungewollt kinderlosen Männern keine nennenswerten Auffälligkeiten festgestellt wurden, ergaben sich als durchgängige Befunde bei den ungewollt kinderlosen Frauen eine erhöhte Depressivität, eine leicht erhöhte Ängstlichkeit und körperliche Beschwerden. Dieser Befund kann als Folge der Diagnosestellung und reproduktionsmedizinischer Therapie interpretiert werden, da die Ausprägung der Symptome zunächst mit der Dauer der Kinderwunschbehandlung zunimmt.

2.2.1.2 Partnerbeziehung und Partnerschaftsqualität

Es gibt keine Hinweise auf eine durchschnittlich größere partnerschaftsbezogene Unzufriedenheit sowie spezifische Beziehungsmuster bei ungewollt kinderlosen Paaren. Paardiagnostische Untersuchungen mit dem Gießen-Test bestätigen die durchschnittlich höhere Depressivität der Frauen im Kontrast zur Darstellung der Männer. Mit längerer Behandlungsdauer stellen sich ungewollt kinderlose Frauen mit ihrer Ehe und Partnerschaft durchschnittlich zufriedener dar. Bisherige Erhebungen zur sexuellen Zufriedenheit sind aufgrund methodischer Unzulänglichkeiten nicht eindeutig interpretierbar (z.B. aufgrund widersprüchlicher Ergebnisse von Interviews und Fragebögen). Bei einem Großteil der Paare ist die Sexualität im Verlauf einer reproduktionsmedizinischen Behandlung zumindest temporär beeinträchtigt (insbesondere bei Geschlechtsverkehr nach Terminplan und während einer IVF- bzw. ICSI-Behandlung).

2.2.1.3 Paare mit idiopathischer Sterilität

Es gibt keinerlei gesicherte psychologisch relevante Unterschiede zwischen idiopathisch sterilen und organisch sterilen Paaren.

2.2.2 Behandlungsverlauf

Bisherige Untersuchungen fokussierten vor allem die psychischen Belastungen im Rahmen reproduktionsmedizinischer Behandlungen. Dabei werden in erster Linie die Wartezeiten auf das Behandlungsergebnis als sehr belastend bewertet. Viele Paare beschreiben auch Probleme am Arbeitsplatz durch das Geheimhalten der Fertilitätsstörung und der Behandlung sowie aufgrund häufiger behandlungsbedingter Fehlzeiten. Auftretende sexuelle Probleme im Behandlungsverlauf werden häufig als belastend eingeschätzt, z.B. wenn die Sexualität mit Leistungsdruck verbunden wird. Die Inanspruchnahme einer psychosozialen Beratung steigt auch mit der Kinderwunschdauer und einer hohen Belastung durch den unerfüllten Kinderwunsch an.

In der Literatur finden sich Forschungsergebnisse, die auf die Bedeutung von Ängstlichkeit und Depressivität im Zusammenhang mit der Realisierung des Kinderwunsches hinweisen, wiewohl die Datenlage nicht eindeutig ist. Die Bedeutung der Partnerschaft für den möglichen Erfolg der Behandlung kann nicht abschließend bewertet werden, gibt es doch bis heute sehr wenige Studien, die diesem Aspekt Rechnung tragen. Das Alter der Frauen spielt in Bezug auf die Erlangung der Schwangerschaft eine wesentliche Rolle. Dieser Faktor ist gerade deshalb bedeutsam, da bei einem Großteil der Frauen, die sich in Kinderwunschbehandlung befinden, die Fruchtbarkeit altersbedingt bereits abnimmt.

2.2.3 Bewältigung

2.2.3.1 Behandlungen ohne Schwangerschaft

Bisherige Studien zur Bewältigung eines erfolglosen Behandlungsverlaufs kommen zu der Ansicht, dass der überwiegende Teil betroffener Paare die Enttäuschung gut verarbeiten kann. Doch gibt es auch Hinweise auf eine Risikogruppe besonders belasteter Paare: Deren Stimmungen waren auch noch lange nach einer erfolglosen Behandlung von Depressivität geprägt und besonders für Frauen führte die nicht eingetretene Schwangerschaft zu Einschränkungen in der Lebensqualität. Im Hinblick auf protektive Faktoren hat sich gezeigt, dass gerade Frauen besser mit der Enttäuschung über den unerfüllt gebliebenen Kinderwunsch umgehen können, wenn sie die Erfolgswahrscheinlichkeit realistisch einschätzen und bereits während des Behandlungsprozesses emotionale Unterstützung bekommen bzw. annehmen können.

Nur wenige Studien beschäftigen sich bisher mit den langfristigen Folgen von Kinderlosigkeit. Diese Studien kommen zu dem Ergebnis, dass sich infertile Paare im Hinblick auf ihren allgemeinen Gesundheitszustand nicht wesentlich von Paaren mit Kindern unterscheiden. Nach den Studienergebnissen haben manche kinderlose Frauen und Männer allerdings weniger umfassende soziale Netze. Sie erleben aber nicht unbedingt eine größere Einsamkeit oder vermehrte Beeinträchtigungen in der Lebenszufriedenheit aufgrund einer geringeren sozialen Unterstützung.

2.2.3.2 Behandlungen mit Schwangerschaft/Geburt

In der überwiegenden Zahl der Studien finden sich keine schwerwiegenden Auffälligkeiten in der körperlichen, geistigen oder psychischen Entwicklung von Einlingskindern nach assistierter Reproduktion. Auch die Paarbeziehungen und die Eltern-Kind-Beziehungen in diesen Familien unterscheiden sich nur geringfügig oder nur vorübergehend von denen in Familien ohne reproduktionsmedizinische Behandlung. Im Verlauf der Schwangerschaft kann aber die Ängstlichkeit erhöht sein, die Abortrate nach assistierter Reproduktion ist erhöht, gelegentlich ist ein überprotektives Verhalten der Ärzte zu verzeichnen, woraus ein häufigerer Krankenhausaufenthalt während der Schwangerschaft und eine erhöhte Sectiorate folgen.

Familien nach assistierter Reproduktion sind Familien nach spontaner Schwangerschaft erheblich ähnlicher, als aufgrund einzelner Studien zu erwarten wäre. Deutliche Probleme bestehen bei höhergradigen Mehrlingsschwangerschaften/-geburten, da davon betroffene Eltern und ihre Kinder erhebliche gesundheitliche, soziale und familiäre Belastungen zu bewältigen haben. Im Falle eines Fetozids (dessen psychologische Auswirkungen bislang nicht hinreichend untersucht sind) soll über mögliche kurzfristige und langfristige Folgen ausführlich beraten werden.

2.2.4 Diagnostische Maßnahmen

2.2.4.1 Notwendige Diagnostik
- Erstgespräch mit dem Paar entsprechend den Richtlinien der psychosomatischen Grundversorgung durch einen entsprechend weitergebildeten Arzt mit dem Gesprächsfokus auf dem Erleben der Fertilitätsstörung, deren Auswirkungen auf die Partnerschaft und Sexualität sowie dem Umgang des Paares mit dem Thema innerhalb und außerhalb der Partnerschaft (vgl. „Schlüsselfragen" im Anhang).
- Zentrale Variablen zur Indikation einer weitergehenden psychosozialen Beratung und psychotherapeutischen Behandlung sind neben manifesten psychischen Störungen die aktuelle Belastung v. a. der Frau (Depressivität, Ängstlichkeit und körperliche Beschwerden und Erschöpfung), die Dauer des Kinderwunsches bzw. der medizinischen Behandlung (da die psychische Belastung im Durchschnitt eher zunimmt) sowie die Stärke des Kinderwunsches (liegt eine übermäßige Fixierung des Paares auf die Realisierung des Kinderwunsches vor, d.h. sind mögliche andere Lebensziele aus dem Blickfeld geraten?).
- Eine sorgfältige Sexualanamnese des Paares ist unerlässlich. Dazu gehört auch die Exploration des aktuellen Sexualverhaltens und des vorhandenen Wissens über biologische Vorgänge, die eine Konzeption ermöglichen. Möglicherweise vorhandene Schamprobleme sollten dabei berücksichtigt werden. Sexualberatung/Sexualtherapie können in diesem Zusammenhang indiziert sein.
- Fehlgeburten, Totgeburten sowie Schwangerschaftsabbrüche, Sterilisation und deren psychische Verarbeitung (z.B. Schuldthematik) sollten erfragt werden.

- Bei Maßnahmen der künstlichen Befruchtung (homologe und heterologe Insemination, IVF, ICSI, MESA, TESE) sollten damit verbundene Ängste (z.b. Herkunft und Motive der Samenspender, „vertauschte" Embryonen usw.) aktiv und gezielt exploriert werden.
- Im Vorfeld der Maßnahmen der Reproduktionsmedizin muss bei Paaren mit gesetzlicher Versicherung nach § 27a SGB V eine behandlungsunabhängige ärztliche Beratung zu medizinischen, psychischen und sozialen Aspekten erfolgen.

2.2.4.2 Im Einzelfall nützliche Diagnostik
Bei organischer Sterilität (z.b. bei Endometriose) sollte gegebenenfalls eine ausführliche Schmerzdiagnostik vorgenommen werden.

2.2.4.3 Hinweise zur Durchführung der Diagnostik
- Erstgespräch und Abschlussgespräch sollten immer mit dem Paar geführt werden.
- Der Kinderwunsch an sich sollte akzeptiert werden. Spezieller Exploration bedarf der psychische Druck, unter den sich das Paar setzt, den Kinderwunsch baldmöglichst zu realisieren.
- Psychosoziale Beratung und Psychotherapie sollten grundsätzlich jedem Paar angeboten werden und zu jedem Zeitpunkt der medizinischen Diagnostik/Therapie bei Bedarf in Anspruch genommen werden können. Für vulnerable (psychisch vorbelastete) bzw. akut besonders belastete Paare sind sie als notwendig anzusehen. Diese Risikogruppe umfasst ca. 15–20% aller Frauen und Männer.
- Bei psychischen Veränderungen im Rahmen einer Hormonbehandlung sollte auf die Möglichkeit von Medikamentennebenwirkungen geachtet werden.
- Von überwiegend psychogener Fertilitätsstörung kann nur dann gesprochen werden, wenn ein Paar trotz Kinderwunsches und Aufklärung durch den Arzt weiter fertilitätsschädigendes Verhalten praktiziert (z.b. Essstörung, Hochleistungssport, Medikamenten- bzw. Genussmittelmissbrauch, extremer Stress) bzw. die Konzeptionschancen nicht nutzt (kein GV an den fruchtbaren Tagen, nicht organisch bedingte sexuelle Funktionsstörung). Psychogene Faktoren liegen auch dann vor, wenn ein Paar eine medizinisch indizierte Infertilitätstherapie bewusst bejaht, aber nicht beginnt. Bei psychogener/psychisch mitbedingter Fertilitätsstörung sollte ein Psychotherapeut hinzugezogen werden (gegebenenfalls Überweisung in Paartherapie/Sexualtherapie/Einzel- oder Gruppenpsychotherapie).
- Bei idiopathischer Sterilität (nicht gleichzusetzen mit psychogener Fertilitätsstörung) sollte entlastend beraten werden. Hier ist gezielt in Richtung Selbstvorwürfe, Schuldzuschreibungen, Depression zu explorieren.
- Infragestellung einer invasiveren reproduktionsmedizinischen Behandlung bei eindeutig psychogener Fertilitätsstörung und beim Vorliegen von Psychosen oder schweren psychischen Störungen, welche die Betreuung des Kindes behindern können. Zur differentialdiagnostischen Abklärung Hinzuziehung eines Spezialisten.

- Über die Erfolgschancen der Behandlung, die Risiken von Mehrlingsgeburten und über mögliche Risiken von kindlichen Fehlbildungen bei der Anwendung assistierter Reproduktion (insbesondere ICSI) sollte umfassend aufgeklärt werden.
- Zur Prävention langfristiger negativer psychischer Folgen sollte bei erfolgloser Behandlung (Fehlgeburt, keine Schwangerschaft) zur Klärung der Notwendigkeit einer weiteren Betreuung ein ausführliches Abschlussgespräch mit dem Paar vereinbart werden.

2.2.4.4 Entbehrliche Diagnostik

- Persönlichkeitstests bzw. psychiatrische Fragebögen als Screening-Verfahren.
- Die vorrangige und ausschließliche Suche nach unbewussten Konflikten als ursächlich für eine idiopathische Sterilität ist wissenschaftlich nicht haltbar. Sie kann zur Stigmatisierung führen und dadurch die Etablierung einer vertrauensvollen Arzt-Paar-Beziehung beeinträchtigen.

3 Therapie

3.1 Grundzüge der somatischen Therapie

3.1.1 Endokrinologie

a) Hyperprolaktinämie

Nach Ausschluss von Erkrankungen, die zur Hyperprolaktinämie führen (z.B. neurologische, psychiatrische Störungen, Hypothalamus-Hypophysen-Erkrankungen, Autoimmunerkrankungen, Tumoren) und Ausschluss Prolaktin-freisetzender Medikamente (z.B. Antihistaminika, Neuroleptika, Antidepressiva) erfolgt die Therapie mit Prolaktin-Inhibitoren. Ggf. erfolgt eine radiologische Sella-Diagnostik zum Ausschluss eines Makroprolaktinoms.

b) Hyperandrogenämie

Zunächst Differenzierung der Hyperandrogenämie, z.B. adrenale Enzymdefekte, exogene Androgen-Verarbeitung, hormonsezernierende Tumoren. Als Therapie eignen sich:

- Glukokortikoide (Wirkung durch adrenale Androgen-Blockade),
- Spironolacton (komplexer Wirkmechanismus).

c) Schilddrüsenfunktionsstörungen

Hypothyreose: Es erfolgt eine Substitution mit L-Thyroxin und Gabe von 50–100 µg Jodid/die.

Hyperthyreose: Gabe von Thyreostatika wie z.B. Carbimazol, Thiouracil.

d) Primäre Störungen der Ovarialfunktion

Hierbei zeigen sich niedrige Östrogen-Spiegel und erhöhte FSH-Werte. Differential-diagnostisch sind zu unterscheiden: chromosomale Anomalien, Klimakterium praecox, Menopause, exogene Ursachen wie z.B. Z.n. Chemotherapie oder Radiatio, Autoimmu-nerkrankungen und Gonadendysgenesie. Eine Sterilitätstherapie ist in den meisten Fällen nicht möglich (außer Eizell-Spende). Es sollte dann eine E_2-Substitution erfolgen.

3.1.2 Infektiologische Therapie

Die infektiologische Therapie richtet sich nach der Grunderkrankung (Näheres siehe: Deutsche Gesellschaft für gynäkologische Endokrinologie und Fortpflanzungsmedizin, AG für Infektion und Infektionsimmunologie: Empfehlungen zu Infektionsrisiken bei Verfahren der assistierten Reproduktion, Frauenarzt 2002; 43: 87–94).

3.1.3 Stimulationstherapie

Eine Stimulation des Zyklus erfolgt bei leichten Formen der weiblichen oder männlichen Subfertilität mit GV zum Konzeptionsoptimum bzw. Inseminationsbehandlung.

a) Behandlung mit Antiöstrogenen (z.B. Clomifen) mit einer Dosierung von 50–100 mg CC/Tag über fünf Tage pro Zyklus unter Ultraschall-Monitoring und ergänzt durch Hormonbestimmungen ca. 4–6 Zyklen.

b) Behandlung mit Gonadotropinen (HMG, FSH, r-FSH) bei Therapieversagern unter Behandlung mit Antiöstrogenen, bei hypogonadotropem Hypogonadismus und zur kon-trollierten Polyovulation bei männlicher Subfertilität. Es erfolgen engmaschige vaginal-sonographische Untersuchungen zur Beurteilung der Follikelreifung und E_2/LH/Proge-steron-Bestimmungen. Ovulationsinduktion durch HCG-Gabe, ggf. Unterstützung der Lutealphase durch HCG oder Progesteron. CAVE: Überstimulation und Mehrlinge.

c) Bei hypothalamischem Hypogonadismus: pulsative GnRH-Behandlung (Pumpe) oder hMG/FSH/recFSH-Stimulation.

3.1.4 Operative Therapie

a) Z.n. Sterilisation

Nach Sterilisation oder partieller Salpingektomie bei Tubargravidität, bei Tubenverschlüssen entzündlicher oder endometriotischer Genese kommen Refertilisierungsoperationen per Laparoskopie oder mikrochirurgisch (tubotubare Anastomose) infrage. Falls dies nicht möglich ist oder bei erhöhtem Alter der Patientin, kommt primär IVF infrage.

b) Postentzündlicher Tubenschaden

Adhäsiolyse, Salpingostomie/Salpingoneostomie per Laparoskopie oder Mikrochirurgie/Laparotomie.

c) Uterus myomatosus

Je nach Größe und Lage der Myome erfolgt eine Myomenukleation per laparoscopiam oder per laparotomiam, falls diese Myome eine fertilitätsmindernde Bedeutung haben.

d) Uterusanomalien

Insbesondere bei Doppelmissbildungen muss eingeschätzt werden, ob diese eine fertilitätsmindernde Bedeutung haben. Ggf. kann operativ saniert werden.

3.1.5 Internistische Therapie von Allgemeinerkrankungen

Allgemeinerkrankungen werden unabhängig von der Sterilitätstherapie behandelt (z.B. Diabetes mellitus, Adipositas).

3.1.6 IVF

Indikationen zur IVF sind gegeben bei tubarer Insuffizienz, männlichen Fertilitätsstörungen, immunologischer, idiopathischer Infertilität und ebenso bei Endometriose (siehe Bundesärztekammer: Richtlinien zur Durchführung der assistierten Reproduktion, Deutsches Ärzteblatt 1998; 95 [49]: B 2454–B 2459).

Es gibt verschiedene Stimulationsprotokolle. Ein häufig angewandtes Protokoll ist das der Downregulation durch ein GnRH-Analogon und daraufhin die kontrollierte ovarielle Stimulation mit Gonadotropinen. Alternativ dazu gibt es die Gonadotropinstimulation mit gleichzeitiger Gabe eines GnRH-Antagonisten. Es folgt die vaginale Follikelpunktion, dann die In-vitro-Fertilisation mit nachfolgendem Embryotransfer.

3.1.7 ICSI

Indikationen zur intrazytoplasmatischen Spermieninjektion sind gegeben bei schweren männlichen Fertilitätsstörungen, die mit anderen Therapien nicht behandelbar sind, und bei fehlender Fertilisation bei konventioneller IVF. Die dazu benötigten Spermien können aus dem Ejakulat, aus dem Nebenhoden (MESA) oder aus dem Hoden (TESE) gewonnen werden (siehe Bundesärztekammer: Richtlinien zur Durchführung der assistierten Reproduktion, Deutsches Ärzteblatt 1998; 95 [49]: B 2454–B 2459).

3.1.8 Heterologe Insemination

Bei Azoospermie und schweren Fertilitätsstörungen des Mannes bei gleichzeitigem unauffälligem innerem Genitale der Frau kann die heterologe Insemination angeboten werden. In der Beratung ist auf die rechtlichen Aspekte (keine juristische Regelung in Deutschland), auf die Aufspaltung zwischen genetischem und sozialem Vater und auf die Frage, ob und wann die Herkunft dem Kind mitgeteilt wird, Wert zu legen.

3.1.9 Endometriose

Die Therapie bei Endometriose als Sterilitätsursache richtet sich nach dem Schweregrad der Endometriose. Dieser wird per laparoscopiam bestimmt. Bei der Laparoskopie werden alle sichtbaren Endometrioseherde entfernt. Bei schwerer Endometriose kann eine operative Sanierung von Ovarialendometriose, Blasen- und Darmendometriose notwendig werden. Bei leichter Endometriose und Tubendurchgängigkeit erfolgt eine Stimulationstherapie mit oder ohne Insemination. Bei schwerer Endometriose mit tubarer Insuffizienz erfolgt die IVF. Hormonelle Therapien der Endometriose (Gestagene, GnRH-Analoga, Winobanin) haben wenig Effekt auf die Sterilität.

3.2 Aufklärung und Beratung

3.2.1 Aufklärung, Information und Einwilligung

Die Richtlinien der BÄK zur assistierten Reproduktion sollten in ihren Aussagen zur Aufklärung, Information und Einwilligung bei allen Verfahren der Sterilitätstherapie zur Anwendung gelangen.

3.2.2 Psychosomatische Grundversorgung

Psychosomatische Grundversorgung als ärztliche Aufgabe umfasst eine möglichst frühzeitige differentialdiagnostische Abklärung des Krankheitsbildes in seinen somatischen, psychischen und psychosozialen Aspekten sowie die Therapie dieser psychogenen bzw. psychisch mitbedingten Beschwerden. Der Partner und andere enge Bezugspersonen sollen einbezogen werden.

3.2.3 Indikation für Beratung und Psychotherapie

3.2.3.1 Indikation für psychosoziale Beratung und Krisenintervention
Infertilität ist stets mit psychischen Belastungen verbunden, daher ist die psychosoziale Beratung immer ein integraler Bestandteil des Behandlungsangebotes. Neben der Beratung entsprechend der psychosomatischen Grundversorgung durch den Arzt sollte ein behandlungsunabhängiges Angebot getrennt von der ärztlichen Betreuung stattfinden. Die Beratung sollte nur durch geschultes, d. h. über die körperlichen und psychischen Aspekte der Infertilität gut informiertes Personal erfolgen.

Beratungsinhalte können die Entwicklung des Kinderwunsches in der Paarbeziehung, Motivation für den Kinderwunsch, die aktuellen Belastungen durch den unerfüllten Kinderwunsch und durch die Behandlung (in Bezug auf die Sexualität), die Partnerschaft und die Aufrechterhaltung sozialer Kontakte wie auch der beruflichen Situation sein. Des Weiteren soll die Entscheidungskompetenz des Paares über den weiteren Behandlungsverlauf gefördert werden („Implikationsberatung"). Ziel der Beratung ist auch die rechtzeitige Identifizierung von stark belasteten Paaren, die einer weiteren psychotherapeutischen Betreuung bedürfen.

Psychosoziale Beratungskonzepte sollten auf die spezifischen Bedürfnisse und Voraussetzungen der jeweiligen Personen ausgerichtet sein (z.B. Beratung ausländischer Paare in deren Muttersprache). Spezifische psychosoziale Beratung kann z.B. notwendig sein bei depressiven Reaktionen, Behandlungsmisserfolgen, starken Behandlungsängsten, sexuellen Störungen, Tot- und Fehlgeburt oder Schwangerschaftsabbruch bei kindlicher Fehlbildung und Fetozid. Familien mit hochgradigen Mehrlingen nach reproduktionsmedizinischer Behandlung sollte eine intensivere Nachbetreuung immer angeboten werden. Eine behandlungsbegleitende psychosoziale Betreuung kann den Leidensdruck der ungewollten Kinderlosigkeit mindern bzw. eine größere Ergebnisoffenheit erreichen.

3.2.3.2 Indikation für Psychotherapie
Eine Psychotherapie ist dann indiziert, wenn die Diagnostik genügend Anzeichen dafür ergibt, dass mit dem unerfüllten Kinderwunsch sehr starke psychische Belastungen wie z.B. schwere Depressionen, Ängste und Partnerschaftskonflikte verbunden sind und keine ausreichenden Bewältigungsmöglichkeiten zur Verfügung stehen. Unabhän-

gig vom organischen Befund ist eine Psychotherapie/Sexualtherapie ebenfalls indiziert, wenn Hinweise auf manifeste sexuelle Störungen bestehen. Eine Erhöhung der Schwangerschaftschance kann nicht primäres Ziel der Psychotherapie sein.

3.2.3.3 Entspannungsverfahren

Entspannungsverfahren können behandlungsbegleitend für jedes Paar sinnvoll sein und sind vor allem als ergänzende Verfahren zur Stressreduktion in der Behandlung von Fertilitätsstörungen zu verstehen (E:II-3).

3.2.3.4 Spezifische Psychotherapieverfahren

Die differentielle Indikation für ein spezifisches Psychotherapieverfahren oder -setting ist individuell zu stellen. Belege für die Wirksamkeit von tiefenpsychologisch fundierter Psychotherapie und Verhaltenstherapie (inkl. Metaanalysen) liegen vor (E:I).

3.2.3.4 Medien zur Information und Aufklärung

Grundsätzlich ist zu empfehlen, Betroffenen wissenschaftlich fundiertes Informationsmaterial zu den medizinischen und zu den emotionalen Aspekten der Unfruchtbarkeit (inkl. Sexualität, Möglichkeiten und Grenzen der Medizin) zur Verfügung zu stellen. Entsprechende Broschüren und Filme zur Informationsvermittlung sind mittlerweile reichlich vorhanden (z.B. Informationsmaterialien der Bundeszentrale für gesundheitliche Aufklärung, BzgA).

3.3 Psychopharmakologie

Depressionen als Folge des unerfüllten Kinderwunsches sind in erster Linie psychotherapeutisch zu behandeln. Eine zusätzliche medikamentöse Behandlung von Ängsten und Depressionen ist im Einzelfall abzuklären, wobei auf hormonelle Nebenwirkungen der medikamentösen Therapie zu achten ist (E:III).

3.4 Selbsthilfegruppen

Die Paare sollten generell über die Möglichkeit informiert werden, an Selbsthilfegruppen teilzunehmen. Sie sollten außerdem über die Arbeitsweise von Selbsthilfegruppen informiert werden

4 Anhang

4.1 Schlüsselfragen

Folgende Schlüsselfragen eignen sich für das ärztliche Gespräch, um die bio-psycho-soziale Dimension der Kinderlosigkeit des Paares zu erschließen:

- Wie lange haben Sie den Wunsch nach einem Kind?
- Wie lange sind Sie in Behandlung?
- Bei wie vielen Ärzten waren Sie in Behandlung?
- Woran liegt es Ihrer Meinung nach, dass Ihr Kinderwunsch bisher unerfüllt geblieben ist?
- Wie sehr leiden Sie beide unter der Kinderlosigkeit?
- Wer leidet mehr am Problem der Kinderlosigkeit (Mann oder Frau)?
- Was hat sich in Ihrem Leben verändert, seit Sie von der Fertilitätsstörung wissen (Partnerschaft, Beruf, Selbstwertgefühl)?
- Wie zufrieden sind Sie mit Ihrer Sexualität und Liebe (GV-Frequenz, Orgasmusempfinden, Sexualpraktiken, Lust, Zärtlichkeit, Dyspareunie)?
- Was hat sich in Ihrer Sexualität verändert?
- Weitere wesentliche Beschwerden (Magen-Darm, Asthma, chronische Schmerzen, Haut, Haare, seelische Belastung)?
- Psychiatrische/psychotherapeutische (Vor-)Behandlung (Lebenskrisen, Partnerschaft)?
- Welche Therapie sollte Ihrer Ansicht nach durchgeführt werden?
- Was müsste sich in Ihrem Leben ändern, damit es zu einer Schwangerschaft kommt?
- Wie stehen Sie zu alternativen Lebensperspektiven im Hinblick auf ein Kind (Adoption, Pflegekind, Leben ohne Kind)?
- Wo gibt es für Sie Grenzen einer Therapie (Dauer, Behandlungsmethode)?
- Wie geht es weiter im Falle eines „Misserfolgs"?

4.2 Verfahren zur Konsensbildung

Die Evidenzbewertung E:I–III für die Qualitätsbeurteilung therapeutischer Verfahren im Bereich der Psychosomatik folgt Rudolf und Eich (1999):

- E:I bedeutet Evidenz aufgrund mindestens einer adäquat randomisierten kontrollierten Studie.
- E:II-1 bedeutet Evidenz aufgrund einer kontrollierten, nicht randomisierten Studie mit adäquatem Design.
- E:II-2 bedeutet Evidenz aufgrund von Kohortenstudien oder Fallkontrollstudien mit adäquatem Design, nach Möglichkeit von mehreren Forschungszentren oder Forschergruppen durchgeführt.

- E:II-3 bedeutet Evidenz aufgrund von Vergleichsstudien, die Populationen in verschiedenen Zeitabschnitten oder an verschiedenen Orten mit oder ohne Interventionen vergleichen.
- E:III bedeutet Meinungen von respektierten Experten gemäß klinischer Erfahrung, beschreibenden Studien oder Berichten von Expertengremien.

Die Leitlinie entspricht der „best evidence" nach Literaturauswertung, Erarbeitung von Quellentexten, mehrfachen Konsensuskonferenzen mit fortlaufenden Aktualisierungen und Zertifizierung durch die entsprechenden Fachgesellschaften.

Erstfassung	1999
Überarbeitung	2004. Gültigkeit im Jahr 2008 bestätigt. Eine überarbeitete Fassung wird im Jahr 2011 erwartet.
Beteiligte Fachgesellschaften, Arbeitsgemeinschaften und Organisationen	Deutsche Gesellschaft für Psychosomatische Frauenheilkunde und Geburtshilfe
Autoren der letzten Überarbeitung	Prof. Dr. phil. B. Strauß, Jena (Federführung) Dr. phil. K. Beyer, Jena Dr. med. C. Bindt, Hamburg Dr. rer. biol. hum. E. Brähler, Leipzig Dr. biol. hum. Dipl.-Psych. H. Felder, Gießen L. Gacinski, Berlin Dr. rer. nat. D. Gagel, Berlin Dr. rer. nat. S. Goldschmidt, Leipzig Dipl.-Psych. K. Henning, Jena Dr. phil. Dipl.-Psych. E. Ittner, Göttingen Prof. Dr. med. H. Kentenich, Berlin Dipl.-Psych. V. Pastor, Berlin Dr. sc. hum. Dipl.-Psych. H. Stammer, Heidelberg Prof. Dr. phil. Y. Stöbel-Richter, Leipzig Prof. Dr. med. Dipl.-Psych. R. Verres, Heidelberg PD Dr. sc. hm. Dipl.-Psych. T. Wischmann, Heidelberg Dr. med. E. Yüksel, Berlin
Anmerkungen	S2k-Leitlinie Publiziert in: Strauss, B., E. Brähler, H. Kentenich: Fertilitätsstörungen – psychosomatisch orientierte Diagnostik und Therapie. Leitlinie und Quellentext. Schattauer 2004.

Deutsche AIDS-Gesellschaft (DAIG), Deutsche Gesellschaft für Gynäkologie und Geburtshilfe (DGGG), Österreichische AIDS-Gesellschaft (ÖAG), Deutsche AIDS-Hilfe, Deutsche Arbeitsgemeinschaft niedergelassener Ärzte in der Versorgung von HIV- und AIDS-Patienten (DAGNÄ), Deutsche Vereinigung zur Bekämpfung der Viruskrankheiten (DVV), Gesellschaft für Virologie (GfV), Bundesverband reproduktionsmedizinischer Zentren Deutschlands (BRZ), Deutsche Gesellschaft für Gynäkologische Endokrinologie und Fortpflanzungsmedizin (DGGEF), Robert-Koch-Institut (RKI)

Diagnostik und Behandlung HIV-betroffener Paare mit Kinderwunsch

Inhaltsverzeichnis

1   Einleitung

In Deutschland sind derzeit mehr als 56.000 Menschen mit HIV infiziert, davon etwa 19 Prozent Frauen (20)[1]. Seit 1996 haben die verbesserten Therapiemöglichkeiten die Lebenserwartung deutlich erhöht, so dass Menschen mit HIV eine annähernd normale Lebenserwartung haben. Dies bringt für viele Menschen auch die Möglichkeit der Entwicklung langfristiger Lebensplanungen in Bezug auf Ausbildung, Beruf und Familie mit sich. Da 75 Prozent der Infizierten zwischen 20 und 40 Jahre alt sind, gehört dazu oft auch der Wunsch nach einem Kind. Weltweit weisen Studiendaten auf Bedeutung und Häufigkeit des Kinderwunsches bei Menschen mit HIV hin (7), die z.B. in der Schweiz der Häufigkeit in der Normalbevölkerung entsprechen kann (18).

Bei der Verwirklichung des Kinderwunsches bei Menschen mit HIV müssen der Verlauf der HIV-Infektion, das Infektionsrisiko für die HIV-negative Partnerin bzw. den gesunden Partner und für das entstehende Kind berücksichtigt werden. Der Fertilitätsstatus und einige soziodemographische Faktoren wie z.B. Alter und Familienstand spielen ebenfalls eine Rolle (27, 33).

---

1   Österreich: 7500 HIV-Infizierte, Frauenanteil 30% (12. Bericht der ÖHIVKO vom 10.9.2007).

Grundsätzlich ergeben sich aus dem Kinderwunsch HIV-betroffener Paare drei Konstellationen mit unterschiedlicher Problematik:

- Ist der Mann HIV-infiziert, muss der Infektionsschutz der HIV-negativen Partnerin berücksichtigt werden.
- Ist die Frau HIV-infiziert, muss neben dem Infektionsschutz des HIV-negativen Partners auch das Infektionsrisiko des Kindes berücksichtigt werden.
- Sind beide Partner infiziert, muss das Infektionsrisiko des Kindes ebenso berücksichtigt werden wie die etwaige Vermeidung der Übertragung resistenter Viren zwischen den Partnern.

Diese unterschiedlichen Problemkonstellationen erfordern ein differenziertes Angebot an Beratungs- und Interventionsstrategien. HIV-betroffene Paare mit Kinderwunsch haben häufig einen großen Bedarf an der Klärung medizinischer und psychosozialer Fragestellungen bis hin zu reproduktionsmedizinischer Unterstützung.

Da diese Aufgabe nur interdisziplinär zu lösen ist, haben Vertreter/innen der genannten Fachgesellschaften die nachfolgend aufgeführten Empfehlungen zur ärztlichen Beratung, Diagnostik und Behandlung HIV-betroffener Paare mit Kinderwunsch erarbeitet. Diese sollen der heutigen Realität des Lebens mit HIV Rechnung tragen und als medizinische und forensische Entscheidungshilfe sowie als Beratungsgrundlage in der ärztlichen und psychosozialen Praxis dienen.

2 Ärztliche und psychosoziale Beratung beim Kinderwunsch HIV-betroffener Paare

2.1 Grundlagen der Beratung bei Kinderwunsch

In der ärztlichen und psychosozialen Praxis begegnen wir zum einen Paaren, die Rat und Unterstützung bei der Verwirklichung des bislang unerfüllten Kinderwunsches suchen. Wir können allerdings davon ausgehen, dass es für viele HIV-betroffene Menschen schwierig ist, ihren Kinderwunsch offen anzusprechen. Im Verlauf der ärztlichen oder psychosozialen Begleitung von Patienten oder Patientinnen im reproduktionsfähigen Alter sollte daher ein möglicherweise vorhandener Kinderwunsch aktiv angesprochen werden.

Im Rahmen einer Beratung zum Thema Kinderwunsch ist zwischen der Erstberatung und der weiterführenden Beratung, z.B. vorbereitend oder begleitend zu einer reproduktionsmedizinischen Behandlung, zu unterscheiden.

Langjährige Erfahrungen in der Betreuung HIV-diskordanter Paare mit Kinderwunsch verdeutlichen die Notwendigkeit eines Beratungsangebotes, in das selbstverständlich beide Partner einzubeziehen sind. Diese Beratung sollte zunächst ein Gesprächsangebot zu verschiedenen Aspekten und Fragestellungen enthalten, mit denen sich HIV-betroffene Paare häufig schon im Vorfeld auseinandergesetzt haben bzw. zu denen sie Informationen und Antworten suchen. Dies können Lebensplanung und Zukunftsperspektiven als Paar und als Familie sein, die Bedeutung des Kinderwunsches für beide Partner, die soziale und materielle Situation sowie die Unterstützung durch das soziale Bezugssystem. Wichtig ist, sowohl den Erwartungen und Hoffnungen als auch den Ängsten und Befürchtungen der Partner Raum zu geben. Auch der bisherige Umgang mit Safer Sex und Kontrazeption sollte thematisiert werden. Ein weiterer Schwerpunkt der Erstberatung ist die Klärung, welche Wege dem Paar zur Verwirklichung des Kinderwunsches zur Verfügung stehen, sowie die Information über Voraussetzungen sowie finanzielle und rechtliche Rahmenbedingungen der verschiedenen Optionen.

Ist die Frau HIV-positiv, sind die Prophylaxe der vertikalen Transmission, die antiretrovirale Behandlung während der Schwangerschaft und mögliche Umstellungen einer Therapie vor Beginn der reproduktionsmedizinischen Behandlung zu thematisieren. Auch die Angst vor negativen Auswirkungen der antiretroviralen Medikamente auf das Kind spielt eine Rolle für viele Paare und kann zur Entscheidung gegen eine reproduktionsmedizinische Behandlung führen (11).

Je nach Stand der Diagnostik und der zur Verfügung stehenden Optionen ist im Rahmen der Erstberatung die weitere Befunderhebung zu besprechen, die in den Kapiteln 3 und 4, Tabellen 1 und 2, dargestellt wird.

Eine akzeptierende, offene Beratung ermöglicht es dem Paar, eine eigenständige, informierte Entscheidung über die Verwirklichung des Kinderwunsches zu treffen (21). Auch während des weiteren Prozesses, z.B. während einer reproduktionsmedizinischen Behandlung, kann eine begleitende Beratung die Überwindung von Konfliktlagen erleichtern. Diese können vor allem entstehen, wenn eine Behandlung aus unterschiedlichen Gründen nicht durchführbar ist oder Behandlungsversuche fehlschlagen (27). Enttäuschung und Frustration können in Einzelfällen Paare veranlassen, den Kinderwunsch durch ungeschützten Geschlechtsverkehr ohne weitere präventive Maßnahmen zu verwirklichen und ein mögliches Infektionsrisiko in Kauf zu nehmen. Eine offene, akzeptierende Beratung über mögliche weitere Optionen oder auch über die Entwicklung alternativer Lebensperspektiven kann hier unterstützend wirken.

Die Kooperation mit Einrichtungen des AIDS-Beratungssystems, Organisationen in der Migrationsarbeit, Selbsthilfegruppen und ggf. Dolmetscherdiensten erweist sich dabei in vielen Fällen als vorteilhaft.

Letztlich werden im Rahmen der Beratung die Grundlagen für eine gute Kooperation zwischen Paar und Arzt/Ärztin geschaffen, die eine wesentliche Voraussetzung für eine ärztliche Unterstützung bei Kinderwunsch ist.

2.2 Rechtliche Rahmenbedingungen

2.2.1 (Muster-)Richtlinien der Bundesärztekammer (BÄK)

Die (Muster-)Richtlinien der BÄK wurden auf der Basis des Embryonenschutzgesetzes entwickelt. Ergänzend zu den strafrechtlichen Regelungen, die das Embryonenschutzgesetz vorsieht, werden Anforderungen an die Qualifikation der Ärzte definiert, reproduktionsmedizinische Behandlungen durchzuführen (6).

Außerdem werden zusätzliche Einschränkungen vorgegeben wie z. B. die Voraussetzung, dass ein Paar verheiratet sein muss, wenn eine assistierte Reproduktion durchgeführt werden soll. Ausnahmen sind möglich bei Paaren in stabiler Partnerschaft, wenn eine Beratung durch eine bei der jeweiligen Ärztekammer eingerichtete Kommission stattfindet. In einigen Bundesländern ist dies inzwischen auch ohne Anrufung der Ethikkommission möglich. Die Anwendung bei alleinstehenden Frauen und gleichgeschlechtlichen Paaren ist nicht zulässig.

2.2.2 Richtlinien des Gemeinsamen Bundesausschusses (G-BA)

Die Richtlinien des Gemeinsamen Bundesausschusses müssen eingehalten werden, wenn die Kosten von den gesetzlichen Krankenkassen übernommen werden sollen. Der Ausschuss legt fest, was eine zweckmäßige und ausreichende Versorgung ist. Eine Kostenübernahme durch die Krankenkassen für nicht miteinander verheiratete Paare ist aufgrund der (verfassungskonformen) gesetzlichen Bestimmung in § 27a SGB V ausnahmslos unzulässig (nur für Behandlungen im so genannten „homologen System" werden Kosten übernommen). Für Menschen mit HIV besonders bedeutsam ist, dass die Verpflichtung zur Kostenübernahme ausgeschlossen ist, wenn einer der beiden Partner HIV-positiv ist. Verschiedene Kassen übernehmen allerdings in Einzelfällen Kostenerstattungen im Rahmen von Kulanzregelungen. Die Kostenübernahme ist für alle gesetzlich versicherten Paare in Fertilitätsbehandlungen begrenzt auf maximal 50% der Behandlungskosten (19).

2.2.3 Embryonenschutzgesetz[2]

Das Embryonenschutzgesetz legt im Detail die Rahmenbedingungen für die Befruchtung von Eizellen und die Übertragung von Embryonen im Rahmen der assistierten Reproduktion fest (1). Unter anderem gelten folgende Einschränkungen:

- Es dürfen nur Eizellen verwendet werden, die von der betreffenden Frau stammen.
- Es dürfen nur Eizellen befruchtet werden, um eine Schwangerschaft herbeizuführen.
- Es dürfen nur maximal drei Embryonen pro Zyklus auf eine Frau übertragen werden (als Embryo gilt die befruchtete Eizelle ab dem Zeitpunkt der Kernverschmelzung).

Ziel jeder außerkörperlichen Maßnahme bei HIV-positiven Frauen sollte eine Einlingsschwangerschaft sein. Dies ist in Deutschland unter den durch das Embryonenschutzgesetz gegebenen Bedingungen nur bedingt möglich. Eine Entscheidung kann immer nur individuell getroffen werden.

2.3 Finanzielle Rahmenbedingungen

Die Übernahme der Kosten für die Diagnostik durch die Krankenkassen steht allen Paaren zu, sowohl hinsichtlich der HIV-Infektion als auch der Kinderwunschdiagnostik. Die weiteren Kosten unterscheiden sich je nach Verfahren. Eine Inseminationsbehandlung kostet ca. 200–800 Euro (ohne Stimulationsmedikation). Bei einer IVF/ICSI-Behandlung ist mit 1500 und 4000 Euro pro Zyklus zu rechnen.[3] Diese Kosten sind individuell sehr unterschiedlich und lassen sich erst nach eingehender Diagnostik näher bestimmen.

3 Diagnostik und Therapie bei der HIV-Infektion der Frau

Aufgrund der verbesserten therapeutischen Möglichkeiten und der damit verbundenen längeren Lebenserwartung stellen sich HIV-infizierte Frauen heutzutage in Kinderwunschzentren immer häufiger vor. Die individuelle Kinderwunschberatung und ggf. notwendige reproduktionsmedizinische Behandlung sollte in enger Kooperation von

---

2 In Österreich gibt es kein Embryonenschutzgesetz, sondern ein Fortpflanzungsmedizingesetz. Dieses nimmt keinen Bezug auf die Situation serokonkordanter Paare. Der österreichische IVF-Fonds übernimmt ca. 70% der Behandlungskosten. Die HIV-Infektion begründet keinen Ausschluss von der Kostenübernahme (Fortpflanzungsmedizingesetz, BGBl. Nr. 275/1992 Fortpflanzungsmedizingesetz-Novelle 2004 – FmedGNov 2004, 678 der Beilagen XXII. GP; IVF-Fonds-Gesetz, BGB I Nr. 180/1999, IVF-Fonds-Gesetz-Novelle 2004).
3 Österreich: IVF/ICSI-Zyklus: mehr als 2000 Euro, Medikamente je Zyklus: 350–1500 Euro. Bei Kostenübernahme durch den IVF-Fonds reduziert sich der vom Paar zu tragende Anteil entsprechend.

Frauenärzten, HIV-Spezialisten und psychosozialen Beratungsstellen erfolgen. Besondere Berücksichtigung bei der HIV-Infektion der Frau muss die Verhinderung der HIV-Übertragung auf den negativen Partner und das Kind finden.

3.1 Materno-fetales Transmissionsrisiko

Die materno-fetale Transmission des HI-Virus konnte durch medizinische Maßnahmen in neueren Studien unter 1% gesenkt werden (10, 13). Ohne Intervention liegt die Wahrscheinlichkeit einer Virusübertragung von der Mutter auf das Kind bei 15–20% (2, 23, 34). Das höchste Risiko für eine vertikale Transmission besteht im letzten Trimester einer Schwangerschaft, während der Geburt sowie ggf. beim Stillen.

Die Schwangerschaft einer HIV-infizierten Frau sollte in jedem Fall entsprechend den Deutsch-Österreichischen Empfehlungen zur HIV-Therapie in der Schwangerschaft und bei HIV-exponierten Neugeborenen betreut werden (3).

Das individuelle Transmissionsrisiko lässt sich derzeit jedoch nicht exakt benennen. Als günstigste Voraussetzungen für ein geringes materno-fetales Transmissionsrisiko gelten: eine geringe Viruslast (möglichst unter 1000 Kopien/ml, besser noch unter der Nachweisgrenze) (9) sowie eine stabile CD4-Zellzahl in den letzten sechs Monaten, verbleibende antiretrovirale Therapieoptionen, keine gravierende somatische Komorbidität, wie z.B. chronische HBV- und HCV-Infektionen, Diabetes mellitus oder Anfallsleiden. Des Weiteren sollten keine schwerwiegenden gynäkologisch-geburtshilflichen Risiken vorliegen, die von vornherein als absolute Kontraindikation für eine Schwangerschaft gelten.

Somit ist das vertikale Transmissionsrisiko von HIV-infizierten Schwangeren zwar gering, aber immer noch von einer Größenordnung, die nicht als lediglich theoretisch bezeichnet werden kann (34).

3.2 Einfluss der HIV-Infektion auf die Schwangerschaft

Aus den bisher vorliegenden Daten zur Schwangerschaft HIV-positiver Frauen ergeben sich keine Hinweise, dass Schwangerschaft und Geburt den Verlauf einer HIV-Infektion ungünstig beeinflussen (28).

Es ist allerdings möglich, dass die Infektion die Wahrscheinlichkeit für Komplikationen in einer Schwangerschaft erhöht (12, 23, 29). Dies betrifft in erster Linie eine vermehrte Frühgeburtlichkeit, aber auch Nebenwirkungen einer antiretroviralen Therapie, z.B. eine erhöhte Lebertoxizität. Darüber sollte das Paar im Beratungsgespräch informiert werden.

Des Weiteren ist zu erwägen, dass die Kinder intrauterin und postpartal gegenüber antiretroviralen Substanzen exponiert werden und die Langzeitrisiken dieser Exposition derzeit noch nicht abzuschätzen sind.

3.3 Optionen bei Fertilität beider Partner

Bei unauffälliger Anamnese für Fertilitätseinschränkungen (27) ergibt sich bei HIV-negativem Partner die Selbstinsemination als Option. Hierfür kann zum Ovulationszeitpunkt ein spermizidfreies Kondom nach dem Geschlechtsverkehr umgekehrt in die Vagina eingeführt oder das Sperma mittels einer Portiokappe oder Spritze vaginal appliziert werden. Der wesentliche Vorteil liegt darin, dass die Konzeption – bei gleichzeitigem Schutz des HIV-negativen Partners – in der Privatsphäre des Paares belassen werden kann (27).

Sollten bei einem Paar Probleme bei der Durchführung der Selbstinsemination auftreten, kann auch eine intrauterine Insemination (IUI) in Erwägung gezogen werden.

Liegen jedoch Anhaltspunkte für eine eingeschränkte Fertilität bei einem oder beiden Partnern vor oder tritt innerhalb eines Zeitraums von 6–12 Monaten keine Schwangerschaft ein, sollte eine differenzierte Abklärung der Fertilität erfolgen (siehe Tabelle 1). Auf Wunsch des Paares kann eine Fertilitätsdiagnostik auch zu einem früheren Zeitpunkt angeboten werden.

Tab. 1: Basisdiagnostik der Frau.

Anamnese, medizinische und psychosoziale Vorgeschichte
Gynäkologische Diagnostik
Palpation
Sonographie
Tubendurchgängigkeitsprüfung (Hysterokontrastsonographie, ggf. Laparoskopie)
Endokrinologische Diagnostik (E_2, LH, P, DHEAS, FSH, Testosteron, SHBG, TSH)
Zervixabstrich (PAP, Chlamydien-PCR)
Serologie (Röteln, Varizellen, TPHA, CMV, HBV, HCV)
HIV-spezifische Diagnostik
Ultrasensitive HIV-PCR, ggf. Resistenztestung
Lymphozytendifferenzierung, CD4/CD8-Zellen
HIV-AK-Test des seronegativen Partners
Glukose, GOT, GPT, Gamma-GT, Blutbild

3.4 Optionen bei eingeschränkter Fertilität

International ist die Kinderwunschbehandlung bei HIV-diskordanten Paaren akzeptiert (ESHRE [European Society of Human Reproduction and Embryology] Task Force on Ethics and Law [25]).

Liegt ein Fertilitätshindernis vor, ergeben sich die Möglichkeiten der intrauterinen Insemination (IUI), der In-vitro-Fertilisation (IVF) oder der intrazytoplasmatischen Spermieninjektion (ICSI). Diese Therapien sollten nur in Zentren durchgeführt werden, die diese reproduktionsmedizinischen Behandlungen bei HIV-Infizierten mehrfach pro Jahr durchführen. Das individuelle haftungsrechtliche Risiko der behandelnden Ärzte ist noch nicht endgültig geklärt. Deshalb ist es für ein reproduktionsmedizinisches Zentrum notwendig,

- im Team vor Therapiebeginn eine Diskussion über das Vorgehen zu führen und einen schriftlich dokumentierten Konsens über die Durchführung o.g. Therapiemaßnahmen vorzunehmen,
- eine Information und Aufklärung des Paares über die Chancen und Risiken der Kinderwunschbehandlung bei HIV-Infektion eines Partners schriftlich zu dokumentieren (informed consent),
- alle Diagnose- und Behandlungsmaßnahmen lückenlos zu dokumentieren.

Wegen des erhöhten Risikos einer vertikalen Übertragung des HI-Virus bei Mehrlingsschwangerschaften (v.a. durch eine erhöhte Frühgeburtlichkeit) ist jedoch dringend geboten, eine Einlingsschwangerschaft zu erreichen. Da dies im Rahmen einer IVF/ICSI-Behandlung nur durch einen Single-Embryo-Transfer möglich ist, sinkt die Schwangerschaftsrate pro Zyklus. Auch darüber muss das Paar aufgeklärt werden (14).

3.5 Erfolgsraten moderner reproduktionsmedizinischer Maßnahmen

Die Datenlage über die Erfolgsraten von IVF-/ICSI bei HIV-infizierten Frauen ist nicht eindeutig, da die Fallzahlen bisher zu gering sind. Bislang wurden lediglich Daten zu 205 Zyklen von 127 HIV-positiven Patientinnen veröffentlicht. Die Schwangerschaftsrate lag mit 17% pro Embryotransfer deutlich unter denen des Vergleichskollektivs mit 26% (Studienübersicht bei 30). Auch hierüber ist das Paar aufzuklären.

Es liegen Hinweise auf vermehrte Fertilitätsstörungen bei HIV-positiven Frauen vor (8).

4 Diagnostik und Therapie bei HIV-Infektion des Mannes

Natives Ejakulat besteht aus den Fraktionen Spermien, Seminalplasma und nukleären Begleitzellen (Vorläuferzellen der Spermiogenese und Leukozyten). HI-Viren finden sich im Seminalplasma, in der Begleitzellfraktion und auch vereinzelt an immotilen Spermien. Vitale motile Spermien sind als Virusträger sehr unwahrscheinlich (30).

Die deutliche Verbesserung der Lebensqualität und Lebenserwartung von HIV-infizierten Patienten führt zu einem zunehmenden Wunsch nach Fortpflanzung bei HIV-positiven Männern und deren Partnerinnen (27). Die zu diskutierenden Therapieoptionen reichen vom Geschlechtsverkehr mit Prä-Expositionsprophylaxe über intrauterine Inseminationen bis hin zur IVF/ICSI-Maßnahme.

Es gibt noch keine validen Daten für den Einsatz der Prä-Expositionsprophylaxe (PrEP) bei Paaren mit Kinderwunsch. Einzelne Arbeitsgruppen haben die Beratung zum periovulatorischen Geschlechtsverkehr ohne Kondom jedoch in ihr Programm aufgenommen (32). Durch die zweimalige Gabe einer antiretroviralen Prophylaxe zum Zeitpunkt der Ovulation bei der HIV-negativen Partnerin ist eine Senkung des Transmissionsrisikos anzunehmen (31). Für eine PrEP bei der HIV-negativen Partnerin kommen nur Männer mit einer Viruslast unter der Nachweisgrenze (ultrasensitive HIV-PCR) und einer Normozoospermie infrage. Außerdem sollten keine anderen sexuell übertragbaren Erkrankungen vorliegen. Außerhalb des Ovulationszeitpunktes wird nach wie vor Safer Sex empfohlen.

Studien weisen darauf hin, dass die Spermaqualität HIV-positiver Männer im Vergleich zu HIV-negativen Männern häufig eingeschränkt ist (5, 17). Eine prospektive Studie bei HIV-positiven Männern während der ersten 48 Wochen einer HIV-Therapie fand eine signifikante Einschränkung der Spermienmotilität, selbst unter Therapien, welche nicht als besonders mitochondrientoxisch gelten (15). Der Einfluss dieser Veränderungen auf die Fertilität wurde noch nicht untersucht.

Als Standardmaßnahme bei Normozoospermie oder leichter Asthenozoospermie ist die homologe Insemination von kryokonservierten Spermien anzusehen, die vor der Kryokonservierung Aufbereitungsschritten unterworfen wurden. Die Möglichkeit einer Aufbereitung des Spermas HIV-positiver Männer wurde 1987 zum ersten Mal publiziert (24). Im Jahr 1989 wurden in Italien und 1991 in Deutschland die ersten Inseminationen HIV-negativer Frauen mit dem aufbereiteten Sperma ihrer HIV-infizierten Partner vorgenommen. Seither wird in einer weltweit zunehmenden Zahl von Ländern von HIV betroffenen Paaren reproduktionsmedizinische Unterstützung angeboten. Daten zur Sicherheit der Behandlungen werden immer umfangreicher. CREAThE, ein europäischer Zusammenschluss reproduktionsmedizinischer Zentren, veröffentlichte kürzlich die Ergebnisse einer multizentrischen Studie an 1036 Paaren mit HIV-positivem Partner. In

3390 Behandlungszyklen mit aufbereitetem Sperma kam es in keinem Fall zu einer Serokonversion der HIV-negativen Partnerin (4).

Bei der Aufbereitung für eine Insemination werden zunächst die Spermien durch Dichtegradientenzentrifugation vom Seminalplasma und der Begleitzellfraktion abgetrennt. Nach zwei Waschschritten wird das Pellet abschließend vorsichtig mit Kulturmedium überschichtet und für 30–60 Minuten bei 37 °C inkubiert. In dieser Zeit reichern sich die motilen Spermien in der oberen Grenzschicht an. Ein Aliquot des so aufbereiteten Ejakulats wird auf HIV und Nukleinsäuren untersucht, um eine Kontamination mit viralen Partikeln auszuschließen, während der Hauptanteil der aufbereiteten Spermien eingefroren und 32 Stunden nach Ovulationsinduktion intrauterin inseminiert wird (2, 31, 34).

Die Problematik der Kryokonservierung von Spermien liegt in der Verschlechterung der Motilität und damit einer geringeren Schwangerschaftsrate. Aus diesem Grund gibt es andere Arbeitsgruppen, die zum Zeitpunkt des LH-Peaks der Partnerin die Spermien aufbereiten und innerhalb von 24 Stunden mittels PCR testen. Die Lagerung der Spermien erfolgt hier bei +4 °C, anschließend erfolgt bei negativer Testung eine intrauterine Insemination (22).

Alternative Aufbereitungsmethoden wie Double Tube/Needle Tube werden zur Zeit erprobt (31). Da eine Behaftung der aufbereiteten Spermien mit HIV extrem unwahrscheinlich ist, wird in einigen Arbeitsgruppen keine routinemäßige PCR-Diagnostik nach Aufbereitung durchgeführt. Der Goldstandard liegt zum jetzigen Zeitpunkt aber weiterhin in der HIV-PCR-Testung vor und nach Aufbereitung und der anschließenden Kryokonservierung von Spermien.

Sind nach Kryokonservierung und Aufbereitung unter 15% progressiv motile Spermien vorhanden (WHO A), so muss mit dem Ehepaar die Möglichkeit einer intrazytoplasmatischen Spermieninjektion (ICSI) diskutiert werden. Diese Maßnahmen müssen in Deutschland entsprechend den Richtlinien der jeweiligen Landesärztekammer durchgeführt werden.

Wichtig ist, dass beide Partner in geeigneter Form (schriftlich) darüber aufgeklärt werden, dass letztlich auch mit aufwendigsten Aufbereitungstechniken die Möglichkeit einer Virusübertragung auf die nicht HIV-infizierte Partnerin nicht mit absoluter Sicherheit ausgeschlossen werden kann.

Insofern wird nach wie vor bei der dargestellten Vorgehensweise sowie bei lückenloser Dokumentation kein haftungsrechtlicher Einwand gegen eine reproduktionsmedizinische Behandlung bei HIV-Infektion des Mannes vorliegen.

Tab. 2: Basisdiagnostik des Mannes.

Anamnese, medizinische und psychosoziale Vorgeschichte
Andrologische Diagnostik
Zwei Spermiogramme
Ejakulatkultur
Palpation
Sonographie, ggf. endokrinologische Diagnostik
Serologie (HBV, HCV, TPHA), Abstrich auf HPV + GO, Chlamydien-PCR im Urin
HIV-spezifische Diagnostik
Ultrasensitive HIV-PCR, ggf. Resistenztestung
Lymphozytendifferenzierung, CD4/CD8-Zellen
HIV-AK-Test des seronegativen Partners
HIV-PCR vor und nach Aufbereitung der Spermien zur IUI/ICSI
Ggf. Kryokonservierung von HIV-freien Spermien

5 Vorgehen bei HIV-serokonkordanten Paaren

Wenn beide Partner HIV-infiziert sind, spricht wenig gegen Geschlechtsverkehr ohne Kondom. Die Möglichkeit einer Superinfektion (ggf. mit Übertragung von medikamentenresistenten Viren) sollte thematisiert werden. Nach derzeitigem Kenntnisstand ist eine Superinfektion in der chronischen Phase der Infektion wahrscheinlich selten. Wenn beide Partner erfolgreich antiretroviral behandelt werden, kann eine Superinfektion als extrem unwahrscheinlich eingeschätzt werden (16, 26).

Problematisch wird es, wenn die Fertilität eines oder beider Partner eingeschränkt ist. Die ESHRE rät in ihren Leitlinien von reproduktionsmedizinischen Maßnahmen bei HIV-konkordanten Paaren ab, da es durch den Tod beider Partner theoretisch möglich wäre, das Kind als Vollwaise zu hinterlassen (25). Die deutlich verbesserte Prognose der betroffenen Personen hat hier noch keine Berücksichtigung gefunden. Eine Kinderwunschbehandlung von serokonkordanten Paaren wird in Deutschland aus ethischen und juristischen Gründen zur Zeit sehr kontrovers diskutiert. Allgemeine Empfehlungen sind angesichts der verschiedenartigen Konstellationen nicht sinnvoll, sondern es sollte nach individueller Beratung und Abwägung eine Entscheidung getroffen werden. Ein grundsätzlicher Ausschluss serokonkordanter Paare von reproduktionsmedizinischen Maßnahmen ist allerdings nicht zu rechtfertigen.

6 Zusammenfassung und Ausblick

Die Beratung und Betreuung HIV-diskordanter Paare mit Kinderwunsch ist eine interdisziplinäre Aufgabe auf der Basis einer umfassenden Diagnostik. Bei der HIV-Infektion des Mannes besteht nach Verfahren der assistierten Reproduktion höchstens ein hypothetisches Restrisiko für eine Infektion der Partnerin.

Die Möglichkeiten des Vorgehens bei HIV-Infektion der Frau umfassen die Selbstinsemination und – bei eingeschränkten reproduktionsmedizinischen Faktoren – sämtliche Methoden der modernen Kinderwunschbehandlung. Über das Restrisiko einer maternofetalen Transmission muss ausführlich aufgeklärt werden. Die Behandlung sollte in speziellen Kinderwunschzentren mit großer Erfahrung stattfinden.

Im Fall der Serokonkordanz beider Partner kann nach umfassender Beratung im Einzelfall über eine reproduktionsmedizinische Unterstützung entschieden werden, eine generelle Empfehlung kann zu diesem Zeitpunkt noch nicht gegeben werden.

7 Literatur

1. Biologische Bundesanstalt für Land- und Forstwirtschaft. Gesetz zum Schutz von Embryonen (Embryonenschutzgesetz EschG), Fassung vom 25.04.2006. www.bba.de (externer Link), 2006

2. Brockmeyer N, Kremer H, Sonnenberg-Schwan U, Weigel M, Gölz J, Gürtler L, Ratzel R, Friese K. Diagnostics and treatment of HIV-discordant couples who wish to have children. European Journal of Medical Research 2001; 6: 317–321

3. Buchholz B, Beichert M, Marcus U, Grubert T, Gingelmaier A, Haberl A et al. German-Austrian recommendations for HIV-therapy in pregnancy and in HIV-exposed newborns – update 2005. European Journal of Medical Research 2006; 11 (9): 359–376

4. Bujan L, Hollander L, Coudert M, Gilling-Smith C, Vucetich A, Guibert J, Vernazza P, Ohl J, Weigel M, Englert Y, Semprini AE. Safety and Efficacy of sperm washing in HIV-1-serodiscordant couples where the male is infected: results from the European CREAThE network. AIDS 2007; 21: 1909–1914

5. Bujan L, Sergerie M, Moinard N et al. Decreased Semen Volume and Spermatozoa Motility in HIV-1-Infected Patients Under Antiretroviral Treatment. Journal of Andrology 2007; 28: 444–452

6. Bundesärztekammer. (Muster-)Richtlinie zur Durchführung der assistierten Reproduktion. Novelle 2006. Deutsches Ärzteblatt 2006; 103 (20): 19

7. Chen JL, Phillips KA, Kanouse DE et al. Fertility desires and intentions of HIV-positive men and women. Family Planning Perspectives 2001; 33: 144–152

8. Coll O, Lopez M, Vidal R, Figueras F, Suy A, Hernandez S et al. Fertility assessment in non-infertile HIV-infected women and their partners. Reproductive Biomedicine Online 2007; 14 (4): 488–494

9. Cooper ER, Charurat M, Mofenson L, Hanson IC, Pitt J, Diaz C, Hayani K, Handelsman E, Smeriglio V, Hoff R, Blattner W. Women and Infants Transmission Study Group. Combination antiretroviral strategies for the treatment of pregnant HIV-1-infected women and prevention of perinatal HIV-1 transmission. Journal of AIDS 2002; 29: 484–494

10. European Collaborative Study. Mother-to-child transmission of HIV infection in the era of highly active antiretroviral therapy. Clinical Infectious Diseases 2005; 40: 458–465

11. Frodsham LC, Smith JR, Gilling-Smith C. Assessment of welfare of the child in HIV-positive couples. Human Reproduction 2004; 19: 2420–2423

12. Gingelmaier A, Hollwitz B, Casteleyn S, Faul-Burbes C, Gröger S, Beichert M, Buchholz B, Weigel M, Funke AM, Grubert TA, Friese K. Schwangerschaftsverlauf und kindliches Outcome bei 599 HIV-exponierten Schwangerschaften an deutschen Schwerpunktzentren 1999–2003. Geburtshilfe und Frauenheilkunde 2005; 65: 1058–1063

13. Hawkins D, Blott M, Clayden P, de Ruiter A, Foster G, Gilling-Smith C, Gosrani B, Lyall H, Mercey D, Newell ML et al.. Guidelines for the management of HIV infection in pregnant women and the prevention of mother-to-child transmission of HIV. HIV Medicine 2005; 6 (Suppl 2): 107–148

14. Kölm P, Tander-Schneider A, Stief G, Siemann A, Buurman O, Kentenich H. Erfolgreiche assistierte Reproduktion bei einer HIV-infizierten Patientin – ethische und medizinische Aspekte. Geburtsh Frauenheilk 2007; 67: 156–159

15. Leeuwen E, De Witt FW, Eeftinck Schattenkerk JKM, Reiss P, van der Veen F, Prins JM. Effects of antiretroviral therapy on semen quality. AIDS 2008; 22 (5): 637–642

16. Marcus J, McConnel JJ, Grant RM. HIV Superinfection vs. Dual Initial Infection: What Clinicians and Patients Should know. Medscape HIV/AIDS 2005; 11 (1): 33

17. Nicopoullos JD, Almeida PA, Ramsay JW et al. The effects of HIV on sperm parameters and the outcome of intrauterine insemination following sperm washing. Human Reproduction 2004; 19: 2289–2297

18. Panozzo L, Battegay M, Friedl A, Vernazza PL, Swiss Cohort Study. High risk behaviour and fertility desires among heterosexual HIV-positive patients with a serodiscordant partner – two challenging issues. Swiss Medical Weekly 2003; 133 (7–8): 124–127

19. Richtlinien des Bundesausschusses der Ärzte und Krankenkassen über ärztliche Maßnahmen zur künstlichen Befruchtung. In: Bundesanzeiger 2006, Nr. 31

20. Robert-Koch-Institut. Epidemiologisches Bulletin 29.05.2007/Sonderausgabe A. RKI, Berlin, 2007

21. Sauer MV. Sperm washing techniques address the fertility needs of HIV-seropositive men: a clinical review. Reproductive BioMedicine 2005; 10 (1): 135–140

22. Savasi V, Ferrazzi E, Lanzani C, Oneta M, Parrilla B, Persico T. Safety of sperm washing and ART outcome in 741 HIV-1-serodiscordant couples. Human Reproduction 2007; 22 (3): 772–777

23. Schäfer A. HIV in Gynäkologie und Geburtshilfe. Gynäkologie 1999; 32: 540–551

24. Semprini AE, Vucetich A, Morandi E, et al. Removal of p18 immunoreactive cells from the semen of HTLV-III/LAV seropositive men. Colloque INSERM 1987; 154: 4631

25. Shenfield F, Pennings G, Cohen J, Devroey P, Tarlatzis B, Sureau C; ESHRE ETHICS and LAW Task Force. Taskforce 8: ethics of medically assisted fertility treatment for HIV positive men and women. Human Reproduction 2004; 19: 2454–2456

26. Smith DM, Richman DD, Little SJ. HIV superinfection. Journal of Infectious Diseases 2005; 192 (3): 438–444

27. Sonnenberg-Schwan U, Weigel M. HIV und Kinderwunsch. In: Hoffmann C, Rockstroh J, Kamps BS (Hrsg.). HIV.NET 2007. Steinhäuser Verlag, Wuppertal. 2007

28. Tai JH, Udoji MA, Barkanic G, Byrne DW, Rebeiro PF, Byram BR, Kheshti A, Carter JD, Graves CR, Raffanti SP, Sterling TR. Pregnancy and HIV Disease Progression during the Era of Highly Active Antiretroviral Therapy. Journal of Infective Diseases 2007; 196 (7): 1044–1052

29. Thorne C, Patel D, Newell ML. Increased risk of adverse pregnancy outcomes in HIV-infected women treated with highly active antiretroviral therapy in Europe. AIDS 2004; 18: 2337–2339

30. van Leeuwen E, Prins JM, Jurriaans S, Boer K, Reiss P, Repping S, van der Veen F. Reproduction and fertility in human immunodeficiency virus type-1 infection. Human Reproduction 2007; 13 (2): 197–206

31. Vernazza L, Hollander L, Semprini A, Anderson D, Duerr A. Correspondence – HIVdiscordant couples and parenthood: how are we dealing with the risk of transmission? AIDS 2006; 20: 635–636

32. Vernazza P, Brenner I, Graf I. Pre-exposure prophylaxis and timed intercourse for HIV-discordant couples willing to conceive a child. Poster Nr. MoPDC01, International AIDS Conference, Sydney, Australien, 07/2007

33. Waters, L, Gilling-Smith, C, Boag, F. HIV infection and subfertility. International Journal of STD & AIDS 2007; 18 (1): 1–6

34. Weigel M, Neumann G, Keck C, Geisthövel F, Rabe T. Empfehlung zu Infektionsrisiken bei Verfahren der assistierten Reproduktion. Frauenarzt 2002; 43: 87–94

Erstfassung	2000
Überarbeitung	2008. Gültigkeit im Jahr 2010 bestätigt.
Beteiligte Fachgesellschaften, Arbeitsgemeinschaften und Organisationen	Deutsche AIDS-Gesellschaft Österreichische AIDS-Gesellschaft Deutsche AIDS-Hilfe Deutsche Arbeitsgemeinschaft niedergelassener Ärzte in der Versorgung von HIV- und AIDS-Patienten Deutsche Gesellschaft für Gynäkologie und Geburtshilfe Deutsche Vereinigung zur Bekämpfung der Viruskrankheiten Kommission für Antivirale Chemotherapie der Gesellschaft für Virologie Bundesverband reproduktionsmedizinischer Zentren Deutschlands Deutsche Gesellschaft für Gynäkologische Endokrinologie und Fortpflanzungsmedizin Robert-Koch-Institut
Autoren der letzten Überarbeitung	Dr. med. A. Tandler-Schneider, Berlin (Federführung) Prof. Dr. med. N. H. Brockmeyer, Bochum Prof. Dr. med. K. Friese, München Dr. med. A. Gingelmaier, München S. Klumb, Berlin Dr. Dr. med. H. Kremer, Miami (USA) Dr. med. A. Meurer, München A. Schafberger, Berlin Dr. med. B. Schmied, Wien (Österreich) U. Sonnenberg-Schwan, München Prof. Dr. med. P. Vernazza, St. Gallen (Schweiz) Prof. Dr. med. M. Weigel, Schweinfurt
Anmerkungen	S1-Leitlinie mit interdisziplinärem Abgleich (IDA) Methoden- und Leitlinienreport siehe Homepages der DGGG und der AWMF

DGGG Leitlinienregister 2008	2	Gynäkologische Endokrinologie und Fortpflanzungsmedizin
	2.2	Fortpflanzungsmedizin
	2.2.5	Fertilitätserhalt bei onkologischen Patientinnen
AWMF Leitlinienregister	(S2k)	

Fertilitätserhalt bei onkologischen Patientinnen

geplant

Erstfassung	2012
Beteiligte Fachgesellschaften, Arbeitsgemeinschaften und Organisationen	Deutsche Gesellschaft für Gynäkologie und Geburtshilfe · Arbeitsgemeinschaft Gynäkologische Onkologie Deutsche Krebsgesellschaft Deutsche Gesellschaft für gynäkologische Endokrinologie und Fortpflanzungsmedizin
Autoren	Prof. Dr. med. L. Kiesel, Münster Prof. Dr. med. M.W. Beckmann, Erlangen (Gemeinsame Federführung)

Assistierte Reproduktion (IVF, ICSI)

geplant

Erstfassung	2012
Beteiligte Fachgesellschaften, Arbeitsgemeinschaften und Organisationen	Deutsche Gesellschaft für Gynäkologie und Geburtshilfe Deutsche Gesellschaft für gynäkologische Endokrinologie und Fortpflanzungsmedizin und weitere
Autoren	PD Dr. med. Georg Griesinger, Lübeck (Federführung)

Medizinrecht in der Gynäkologischen Endokrinologie und Fortpflanzungsmedizin

2.3.1 Zur Ausübung des Rechts, die Mitwirkung an einem Schwangerschaftsabbruch zu verweigern (§ 12 SchKG)
identisch mit 4.3.1, siehe Band IV, S. 89 ff.

2.3.2 Fetozid bei Mehrlingen
identisch mit 4.3.2, siehe Band IV, S. 95 ff.

Deutsche Gesellschaft für Gynäkologie und Geburtshilfe (DGGG),
Arbeitsgemeinschaft Gynäkologische Onkologie (AGO), Deutsche Gesellschaft
für Gynäkologische Endokrinologie und Fortpflanzungsmedizin (DGGEF)

Ovarielle Stimulations- behandlungen und Ovarialkarzinomrisiko

Inhaltsverzeichnis

1 Einführung

Im Rahmen der Sterilitätstherapie werden Antiöstrogene und Gonadotropine eingesetzt, um je nach Indikation eine mono- oder polyfollikuläre Entwicklung im Ovar zu induzieren. Die Verwendung dieser Medikamente hat u. a. dazu geführt, dass die Erfolgsraten der Kinderwunschbehandlung deutlich erhöht werden konnten. Seit Beginn der 90er-Jahre wurden Studien publiziert, die sich mit der Fragestellung auseinandersetzen, ob ovarielle Stimulationsbehandlungen mit Clomifen oder Gonadotropinen das Ovarialkarzinomrisiko beeinflussen können.

Medikamente, die zur ovariellen Stimulationsbehandlung eingesetzt werden, erhöhen die Konzentration zirkulierender Gonadotropine bei den behandelten Frauen. Es wird vermutet, dass Gonadotropine bei der Karzinogenese von Malignomen des Ovars eine Rolle spielen. Etwa 90% der Malignome des Ovars entstehen aus den Zellen des Oberflächenepithels. Es konnte gezeigt werden, dass diese Zellen Gonadotropinrezeptoren besitzen. Jüngere experimentelle Untersuchungen fanden, dass Gonadotropine Wachstum, Apoptose, Adhäsion, Invasion und Angiogenese von Zellen des Oberflächenepithels und Zellen epithelialer Ovarialkarzinome beeinflussen können. Epidemiologische Daten unterstützen zumindest teilweise die Gonadotropintheorie, nach der luteinisierendes Hormon (LH) und follikelstimulierendes Hormon (FSH) an der Entstehung von Ovarialkarzinomen beteiligt sein können. Es besteht eine enge zeitliche Beziehung zwischen dem Anstieg der Inzidenz von Ovarialkarzinomen und dem Anstieg von zirkulierenden Gonadotropinen. Andererseits ist bekannt, dass die Senkung von Gonadotropinspiegeln durch die Gabe von oralen Kontrazeptiva reduziert wird. Der protektive Effekt beträgt etwa 7% pro Anwendungsjahr und kann das Risiko bis zu 80% nach über zehnjähriger Anwendung senken. Jede Schwangerschaft reduziert das Risiko für ein Ovarialkarzinom um 10 bis 16%. Die Gonadotropintheorie ist allerdings nicht unumstritten. Anfang der 1990er-Jahre wurden Fallkontroll- und Kohortenstudien publiziert, die zeigten, dass die Anwendung von Medikamenten zur ovariellen Stimulation das Risiko für Borderline-Tumoren des Ovars und Ovarialkarzinome erhöht (20, 26). Die danach durchgeführten Fallkontrollstudien ergaben keine bzw. eine geringe Steigerung des Ovarialkarzinomrisikos. Eine Metaanalyse zeigte insgesamt keinen Effekt der Anwendung von Medikamenten zur ovariellen Stimulation. Bei Nulliparae war das relative Risiko erhöht (RR 1,60; 95% KI 0,90–2,87). Die Anwendung über mehrere Jahre führte ebenfalls zu einer Risikosteigerung sowohl für den Zeitraum 2 bis 5 Jahre (RR 2,53; 95% KI 1,24–3,32) als auch für den Zeitraum 5 Jahre oder länger (RR 2,63; 95% KI 1,91–3,74) (13). Die meisten Kohortenstudien fanden kein erhöhtes Risiko für Ovarialkarzinome. Allerdings ist die Infertilität in Übereinstimmung mit Daten aus Fallkontrollstudien mit einem erhöhten Risiko für Ovarialkarzinome assoziiert. Eine jüngere Metaanalyse ergab keinen Effekt der Gonadotropintherapie auf das Ovarialkarzinomrisiko (6). In den Jahren 2005 und 2006 wurden keine weiteren Metaanalysen publiziert, allerdings qualitativ hochwertige, systematische Reviews (1, 10).

2 Analyse von Kohortenstudien

Randomisierte, kontrollierte Studien liegen nicht vor. Die Daten stammen aus Kohorten- und Fallkontrollstudien. Da keine klinischen Studien zu dem Thema vorhanden sind, stammt die beste Evidenz der heute verfügbaren Daten theoretisch aus Kohortenstudien.

Sie sind prospektiv angelegt und definieren die Medikamentenexposition, bevor die Erkrankung auftritt. Die meisten der vorliegenden Kohortenstudien werden allerdings in ihrer Aussagefähigkeit durch die kleine Anzahl von beobachteten Ovarialkarzinomen pro Studie beeinträchtigt. Die Zahlen inzidenter Karzinome in den relativ kurzen Beobachtungsperioden liegen zwischen 2 und 45 Fällen bei Kohortengrößen zwischen etwa 1.200 und 12.000 Frauen. In vielen der Kohortenstudien werden anamnestische Angaben von infertilen Frauen mit denen der generellen Bevölkerung verglichen. Dies macht es unmöglich, für Infertilität zu adjustieren, ein relevanter Risikofaktor für das Ovarialkarzinom. Darüber hinaus sind Teilnehmerinnen an Kohortenstudien häufig relativ jung und haben nicht das Alter erreicht, in dem eine hohe Inzidenz für Ovarialkarzinome gefunden wird. Die größte Kohortenstudie wurde von Venn et al. (25) publiziert. Die Autoren beschreiben ein relatives Risiko für ein Ovarialkarzinom bei Vorhandensein von Infertilität von 19,9 (95% KI 2,23–165) im Vergleich zu Frauen der allgemeinen Bevölkerung. Die Anwendung von Medikamenten zur ovariellen Stimulationstherapie hatte innerhalb der Kohorte keinen Effekt.

Die zweitgrößte Kohortenstudie von Brinton et al. (1) fand zwar ebenfalls ein erhöhtes Ovarialkarzinomrisiko bei infertilen Frauen (standardisierte Inzidenz-Ratio, SIR, 1,98; 95% KI 1,4–1,26). Die Anwendung von Clomifen (SIR 0,82; 95% KI 0,4–1,5) oder Gonadotropinen (SIR 1,09; 95% KI 0,4–2,8) hatte keinen Einfluss auf das Ovarialkarzinomrisiko. Nach Beobachtungszeiten von 15 oder mehr Jahren war das Risiko bei Anwendung von Clomifen (SIR 1,48; 95% KI 0,7–3,2) bzw. Gonadotropinen (SIR 2,4; 95% KI 0,7–8,3) erhöht. In den weiteren Kohortenstudien mit deutlich kleinerem Umfang fand sich kein Effekt der ovariellen Stimulationsbehandlung auf das Ovarialkarzinomrisiko. Die einzige Ausnahme ist die bereits oben erwähnte Arbeit von Rossing et al. (20), die ein erhöhtes Risiko für Ovarialtumoren (Borderline- und invasive Tumoren) zeigte, wenn Clomifen für mehr als zwölf Zyklen eingesetzt wurde. Auf der Grundlage großer Fallzahlen (2.575 untersuchte Frauen bis zum 51. Lebensjahr: insgesamt 57.622 Menschenjahre) konnte Lunenfeld bereits 1995 zeigen, dass Clomifen-Citrat, wenn es nicht häufiger als für sechs Behandlungszyklen eingesetzt wurde, kein erhöhtes Risiko für ein Ovarialmalignom nach sich zieht (9, 19). Auch Shushan et al. kamen zu dem Schluss, dass die Dauer der Stimulationstherapie möglicherweise einen Risikofaktor darstellt und wahrscheinlich nicht die Art der verwendeten Medikamente (22).

In 2009 wurden in einer der größten Kohorten (54.362 Frauen) 154 Frauen, die an einem epithelialen Ovarialkarzinom erkrankten, mit 1.241 Kontrollen verglichen. Es handelt sich somit um die größte Anzahl von Fällen, die bisher in einer Kohortenstudie untersucht wurden. Die beobachteten Frauen wurden zwischen 1963 und 1998 einge-schlossen. Die Daten stammen aus zwei dänischen Registern. Das mediane Alter bei Einschluss betrug 30, bei Ende des Follow-ups 47 Jahre. Weder Clomifen- noch Gona-dotropinbehandlungen führten nach Adjustierung für Parität zu einer Beeinflussung des Ovarialkarzinomrisikos. Die Anzahl der Therapiezyklen war ebenfalls ohne Wirkung auf das Risiko (5).

3 Analyse von Fallkontrollstudien

Fallkontrollstudien wurden zum Einfluss ovarieller Stimulationsbehandlung auf das Ovarialkarzinomrisiko ebenfalls durchgeführt. Sie ermöglichen die Untersuchung ei-ner größeren Anzahl von Karzinomfällen, sind allerdings auf retrospektive Erhebungen der Medikamentenanwendung angewiesen. Dies birgt das Risiko unzuverlässiger Daten über die Verwendung verschiedener Präparate und deren Anwendungsdauer. Zudem ist die Zahl der Anwenderinnen unter den befragten Fällen häufig sehr gering. Sowohl in prospektiven als auch in retrospektiven Studien kann der Surveillance Bias ein falsch positives Resultat ergeben: Bei Frauen, die sich einer Fertilitätsbehandlung unterzie-hen, werden häufiger gynäkologische Untersuchungen, insbesondere transvaginale So-nographien durchgeführt. Diese sind in der Lage, pathologische Veränderungen an den Ovarien häufiger zu detektieren als bei unbeobachteten Kontrollen. So fanden beispiels-weise Untersuchungen, die für innerhalb eines Jahres nach Therapiebeginn diagnosti-zierte Ovarialkarzinome adjustiert wurden, keine Risikoerhöhung (2, 8). In die publi-zierten Fallkontrollstudien wurden zwischen 164 und 1.060 Fälle eingeschlossen. Der Prozentsatz der behandelten Frauen variierte zwischen 0,5 und 20,7%. In diesen Unter-suchungen lag das RR zwischen 0,7 und 3,2 mit einem deutlichen Überwiegen der Stu-dien, die keine signifikante Veränderung des Risikos ergaben. Einzige Ausnahme ist die o. a. Studie von Whittemore et al. (26).

Die Metaanalyse von Kashyap et al. (6) bezog überwiegend Fallkontrollstudien ein. Das Risiko für ein Ovarialkarzinom war durch die Anwendung von Medikamenten zur ova-riellen Stimulation nicht erhöht (Odds Ratio, OR 0,99; 95 KI 0,67–1,45). In einigen Stu-dien wurde geprüft, ob das Risiko für Borderline-Tumoren durch die Anwendung von Clomifen bzw. Gonadotropinen erhöht ist (14, 17, 20, 22). Das Risiko nach Anwendung der Medikamente ist um den Faktor 3 bis 4 erhöht. Unklar bleibt, ob dies auf eine biolo-gische Wirkung von Gonadotropinen bzw. Clomifen zurückzuführen ist oder ob die in-tensivere Untersuchung infertiler Frauen den Effekt bedingt. Kleinere Untersuchungen, die sich mit spezifischen histologischen Subtypen beschäftigen, ergeben keine eindeuti-gen Resultate, was durch die niedrige Inzidenz bedingt ist.

4 Stellungnahme

Die bisher vorliegenden Untersuchungen zeigen überwiegend keine Erhöhung des Ovarialkarzinomrisikos nach Anwendungen von ovariellen Stimulationsbehandlungen. Einschränkend muss allerdings festgehalten werden, dass sie aufgrund der relativ geringen Fallzahlen und des kurzen Follow-ups eine Risikoerhöhung nicht sicher ausschließen können.

5 Literatur

1. Brinton LA, Lamb EJ, Moghissi KS et al. Ovarian cancer risk after use of ovaluation-stimulating drugs. Obstet Gynecol 2004; 103: 1194–1203

2. Dor J, Lerner-Geva L, Rabinovici J et al. Cancer incidence in a cohort of infertile women who underwent in vitro fertilization. Fertil Steril 2002; 77: 324–327

3. Doyle P, Maconochie N, Beral V et al. Cancer incidence following treatment for infertility at a clinic in the UK. Hum Reprod 2002; 17: 2209–2213

4. Franceschi S, La Vecchia C, Negri E et al. Fertility drugs and risk of epithelial ovarian cancer in Italy. Hum Reprod 1994; 9: 1673–1675

5. Jensen A, Sharif H, Frederiksen K, et al. Use of fertility drugs and risk of ovarian cancer: Danish population based cohort study. BMJ 2009; 338: b249

6. Kashyap S, Moher D, Fung MF et al. Assisted reproductive technology and the incidence of ovarian cancer: a metaanalysis. Obstet Gynecol 2004; 103: 785–794

7. Klip H, Burger CW, van Leeuwen FE, the OMEGA Project Group. Risk of hormonerelated cancers after ovarian stimulation for in-vitro fertilisation in a cohort of 25,152 women. In: Klip H, ed: Long-term health effects of subfertility treatment. PrintPartners Enschede, Ipskamp BV, 2002: 55–82

8. Lerner-Geva L, Geva E, Lessing JB et al. The possible association between in vitro fertilization treatments and cancer development. Int J Gynecol Cancer 2003; 13: 23–27

9. Lunenfeld B: Reproductive disorder and cancer. 4th World Congress of Gynecological Endocrinology, Madonna die Campiglio, 12–19.2.1995, Vortrag

10. Mahdavi A, Pejovic T, Nezhat F. Induction of ovulation and ovarian cancer: a critical review of the literature. Fertil Steril 2006; 95: 819–826

11. Modan B, Ron E, Lerner-Geba L et al: Cancer incidence in a cohort of infertile women. Am J Epidemiol 1998; 147: 1038–1042

12. Mosgaard BJ, Lidegaard O, Kjaer SK et al. Infertility, fertility drugs and invasive ovarian cancer: a case-control study. Fertil Steril 1997; 67: 1005–1012

13. Ness RB, Cramer DW, Goodman MT. Infertility, ferility drugs and ovarian cancer: a pooled analysis of case-control studies. Am J Epidemiol 2002; 155: 217–224

14. Ness RB, Cramer DW, Goodman MT et al. Infertility, fertility drugs, and ovarian cancer: a pooled analysis of case-control studies. Am J Epidemiol 2003; 155: 217–224

15. Parazzini F, Negri E, La Vecchia C et al. Treatment for infertility and risk of inva - sive epithelial ovarian cancer. Hum Reprod 1997; 12: 2159–2161

16. Parazzini F, Pelucchi C, Negri E et al. Use of fertility drugs and risk of ovarian cancer. Hum Reprod 2001; 16: 1372–1375

17. Parazzini F, Negri E, La Vecchia C et al. Treatment for fertility and risk of ovarian tumors of borderline malignancy. Gynecol Oncol 1998; 68: 226–228

18. Potashnik G, Lerner-Geva L, Genkin L et al. Fertility drugs and risk of breast and ovarian cancer: results of a long-term follow-up study. Fertil Steril 1999; 71: 853–859

19. Ron E, Lunenfeld B, Menczer J et al. Cancer incidence in a cohort of infertile women. Am J Epidemiol 1987; 125: 780–790

20. Rossing MA, Daling JR, Weiss NS et al. Ovarian tumors in a cohort of infertile women. N Engl J Med 1994;331: 771–776

21. Shu X, Brinton LA, Gao YT et al. Population-based case-control study of ovarian cancer in Shanghai. Cancer Res 1989; 49: 3670–3674

22. Shushan A, Paltiel O, Iscovich J et al. Human menopausal gonadotropin and the risk of epithelial ovarian cancer. Fertil Steril 1996; 65: 13–18

23. Venn A, Watson L, Lumley J et al. Breast and ovarian cancer incidence after infertility and in vitro fertilization. Lancet 1995; 346: 995–1000

24. Venn A, Watson L, Bruinsma F et al. Risk of cancer after use of fertility drugs with in-vitro fertilization. Lancet 1999; 354: 1586–1590

25. Venn A, Jones P, Quinn M et al. Characteristics of ovarian and uterine cancers in a cohort of in-vitro fertilization patients. Gynecol Oncol 2001; 82: 64–68

26. Whittemore AS, Harris R, Itnyre J, the Collaborative Ovarian Cancer Group. Characteristics relating to ovarian cancer risk: collaborative cancers in white women. Am J Epidemiol 1992; 136: 1184–1203

Erstfassung	1996
Überarbeitungen	2004, 2007, 2010
Beteiligte Fachgesellschaften, Arbeitsgemeinschaften und Organisationen	Deutsche Gesellschaft für Gynäkologische Endokrinologie und Fortpflanzungsmedizin Deutsche Gesellschaft für Gynäkologie und Geburtshilfe • Arbeitsgemeinschaft Gynäkologische Onkologie
Autoren	Prof. Dr. med. O. Ortmann, Regensburg (Federführung) Prof. Dr. med. K. Diedrich, Lübeck Prof. Dr. med. G. Emons, Göttingen Prof. Dr. med. R. Felberbaum, Kempten Prof. Dr. med. H. H. van der Ven, Bonn

Deutsche Gesellschaft für Gynäkologie und Geburtshilfe (DGGG),
Deutsche Gesellschaft für Gynäkologische Endokrinologie
und Fortpflanzungsmedizin (DGGEF)

Kontrazeptive Sicherheit der Tubensterilisation

Inhaltsverzeichnis

In den USA sind aktuell 11 Millionen Frauen sterilisiert. In einer Erhebung aus dem Jahre 1990 (13) ging die Tubensterilisation als die kontrazeptive Methode mit der größten Verbreitung hervor, noch vor der Anwendung hormonaler Kontrazeptiva. In Deutschland existiert kein Erfassungsregister für Sterilitätsverfahren bei Frauen; nach Döring (5) werden schätzungsweise pro Jahr 30.000 bis 40.000 Frauen operativ sterilisiert. Weltweit sollen sich 180 Millionen Frauen einer operativen Sterilisation unterzogen haben (23). Die vorliegende Stellungnahme beschäftigt sich in erster Linie mit der kontrazeptiven Sicherheit der Tubensterilisation.

Die weite Verbreitung der operativen Sterilisation bedeutet nicht, dass alle Probleme um die Sterilisation der Frau geklärt sind. Immer wieder werden in der Laien- und Fachpresse Fragen nach dem günstigen Alter der Frau zum Zeitpunkt der Sterilisation und zur optimalen Zyklusphase (erste oder zweite Zyklushälfte) aufgeworfen. Auch das Problem der Tubensterilisation im Postpartum ist Diskussionen unterworfen. Auf den Punkt gebracht, können sich bei der operativen Sterilisation vier Problemkreise mit Bedeutung ergeben:

- das operative Risiko als Akutproblem,
- die Versagerrate in Form einer intrauterinen Gravidität oder
- in Form einer ektopen Gravidität und
- die Menstrualstörungen.

Die letztgenannten Menstrualstörungen äußern sich als dysfunktionelle Blutungen. Ob tatsächlich eine sterilisationsbedingte ovarielle Störung im Sinne eines „premature ovarian failure" (POF) als Ursache dieser Blutungsstörungen infrage kommt, muss kritisch betrachtet werden. Viele dieser Frauen wiesen bereits vor dem Eingriff dysfunktionelle Blutungen auf, die durch die Einnahme eines hormonalen Kontrazeptivums maskiert waren. Das Absetzen des Kontrazeptivums im Rahmen der Tubensterilisation begünstigt das Auftreten der Blutungsstörungen. Die letzten drei Punkte sind als Spätkomplikationen einzustufen.

1   Historischer Überblick

Vor mehr als 150 Jahren gab es bereits vereinzelte Fallberichte über partielle Tubenresektionen im Rahmen einer abdominalen Schnittentbindung. Eine systematische Bearbeitung der Technik der Tubensterilisation begann 1880 mit der Beschreibung der Tubenligatur durch Lundgren in Toledo, Ohio.

Im Jahr 1910 wurde die Madlena-Technik eingeführt. Dazu wird eine Tubenschlaufe angehoben, gequetscht und an der Basis umstochen. Seit 1924 gibt es die Irving-Technik mit verschiedenen Modifikationen, indem entweder die Tuben im isthmo-ampullären oder aber im isthmischen Abschnitt durchtrennt und die Stümpfe ligiert werden, um danach in die Mesosalpinx versenkt und damit extraperitonealisiert zu werden.

1930 wurde die Pomeroy-Technik inauguriert. Diese Prozedur besticht durch ihre Einfachheit. Mit einer Babcock-Klemme wird der mittlere Tubabschnitt eleviert, so dass eine Schlaufe entsteht. Diese Schlaufe wird an der Basis abgebunden und oberhalb der Ligatur abgetrennt. Dabei ist darauf zu achten, dass die Schnittfläche nicht zu nahe an der Ligatur liegt, sonst gleiten die Stümpfe und Gefäße aus der Umstechung und begünstigen Blutungen.

Die Fimbriektomie nach Kroener wurde erstmalig 1935 beschrieben. Dabei werden zwei nichtresorbierbare Nähte subfimbrial geknüpft und der Fimbrientrichter anschließend reseziert.

1946 beschrieb Uchida eine subseröse Tubenresektion, die weite Anwendung in den USA fand. Dazu wird die Tubenserosa im mittleren Tubenverlauf auf einer Länge von 1–2 cm geschlitzt. Diese Maßnahme wird durch die subperitoneale Instillation von 1–2 ml Kochsalzlösung im Sinne einer Hydrodistension erleichtert. Das freigelegte Tubenrohr wird auf eine Länge von 1–1,5 cm reseziert, der uterine Tubenstumpf ligiert und anschließend die Serosa durch eine fortlaufende Naht verschlossen.

Die beschriebenen Techniken haben nach heutigen Maßstäben nur noch historischen Wert. Sie wurden in erster Linie während Kaiserschnittentbindungen oder Laparotomien bei Multiparität angewendet.

2 Methoden

2.1 Laparoskopische Tubensterilisation

Die Innovationen im Bereich der laparoskopischen Technik haben dazu geführt, dass Tubensterilisationen weltweit bevorzugt auf diesem Wege durchgeführt werden. Wegbereiter dieser Technik waren Palmer (1960), Frangenheim (1964) und Steptoe (1965). Der leichtere Zugang zu den Eileitern über den laparoskopischen Weg führte dazu, dass Tubensterilisationen zunahmen und verschiedene Techniken inauguriert wurden.

2.2 Monopolare Koagulation

Hier fließt der Hochfrequenzstrom von der aktiven Elektrode der Koagulationszange zur Neutralelektrode am Gesäß der Patientin. Dabei entsteht die größte Stromverdichtung am Operationsinstrument. Nachteilig ist der weitere abfallende Stromfluss zur Neutralelektrode durch den ganzen Körper. Bei mangelhaftem Anliegen oder defekter Isolation der Neutralelektrode können Verbrennungen resultieren.

2.3 Bipolare Koagulation

Die Verbesserung bei der bipolaren Koagulation besteht darin, dass der Strom nur zwischen den Branchen der Koagulationszange fließt. Damit ist der Ort der Koagulation exakt bestimmbar. Allerdings können Verbrennungen an anderen Stellen vorkommen, wenn Organe (Darm, Blase) anliegen oder miterfasst werden.

2.4 Thermokoagulation

Hier wird auf fließenden Hochfrequenzstrom verzichtet und stattdessen das Prinzip der Hitzekoagulation angewandt. Nachteilig kann das starke Verkleben des Gewebes am Instrument sein. Verbrennungen anliegender oder mitgefasster Gewebe können auch damit nicht ausgeschlossen werden.

2.5 Tubenkoagulation und Durchtrennung

Durch die Durchtrennung der koagulierten Tubenabschnitte soll die kontrazeptive Sicherheit erhöht werden. Es gibt Hinweise, dass dieses Anliegen durch die zusätzliche Durchtrennung nicht erreicht wird und Komplikationen in Form von Blutungen erhöht sind (9). In der Erhebung von Riedel et al. (18) der Jahre 1989–1993 wurden die koagulierten Tuben im Verhältnis 2:1 durchtrennt bzw. nicht durchtrennt.

2.6 Nichtkoagulierende Tubensterilisation

Hierunter fallen der Fallop-Ring und die verschiedenen Kunststoffclips (Bleier, Filshie, Hulka). Zur Sicherung der Effektivität sollte die Applikation streng isthmisch und unter Streckung des Eileiters erfolgen. Der geringeren Komplikationsrate durch Verletzungen von Nachbarorganen und Blutungen steht aber eine etwas höhere Versagerquote gegenüber (4).

3 Kontrazeptive Sicherheit

Die kontrazeptive Sicherheit bzw. Versagerquote der Tubensterilisation ist anhand von prospektiven Studien beurteilbar (14–16). Dabei gehen intra- und extrauterine Schwangerschaften post sterilisationem in die Versagerquote ein. Allerdings ist innerhalb der Versagerquote eine Differenzierung in „Lutealphasenschwangerschaften" und „wahre Sterilisationsversager" sinnvoll.

3.1 Lutealphasenschwangerschaften

Unter dem Begriff Lutealphasenschwangerschaften in Beziehung zu einer Eileitersterilisation wird eine Gravidität definiert, die in dem Zyklus entstand, in dem sterilisiert wurde. Dazu ist es notwendig, dass der Ovulationszeitpunkt vor dem Datum der Sterilisation liegt. Nach Peterson et al. (12) haben diese Lutealphasenschwangerschaften eine Häufigkeit von 0,21% nach Tubensterilisation.

Der überwiegende Teil (70%) dieser Schwangerschaften lässt sich eindeutig durch eine Sterilisation nach der Ovulation erklären. Diese unerwünschten Schwangerschaften lassen sich demnach vermeiden, wenn innerhalb von 14 Tagen mit Beginn der Menstruation sterilisiert wird (12). Außerhalb dieser Frist können Lutealphasenschwangerschaften selbst dann nicht hundertprozentig vermieden werden, wenn orale Kontrazeptiva, Intrauterinpessare oder eine zusätzliche Kürettage mit der Sterilisation zur Anwendung kommen.

3.2 Wahre Sterilisationsversager

Darunter werden extra- und intrauterine Schwangerschaften nach einer Tubensterilisation verstanden. Ausgeschlossen sind Lutealphasenschwangerschaften, Schwangerschaften nach Refertilisierung und Schwangerschaften nach assistierter Reproduktion. Die CREST-(Collaborative-Review-of-Sterilization-)Studie aus dem Jahre 1996 (14) ist eine multizentrische, prospektiv angelegte Kohorten-Studie. In ihr wurden 10.685 Frauen nach Tubensterilisation acht bis 14 Jahre analysiert. Das Schwangerschaftsrisiko wurde über kumulative „Lifetable"-Techniken ermittelt. Von den 10.685 Frauen wurden 143 ungewollt schwanger. Damit betrug die wahre Versagerquote 1,34%. Die Verläufe dieser Schwangerschaften zum Zeitpunkt der Analyse sind in Tabelle 1 zusammengestellt.

3.3 Verlauf ungewollter Schwangerschaften

Tab. 1: Verlauf von Schwangerschaften nach Sterilisationsversagen.

Schwangerschaftsverlauf	Anzahl	%
ektope Graviditäten	47	32,9
Geburten	41	28,7
Schwangerschaftsabbrüche	26	18,2
Aborte	21	14,7
weitergehende Schwangerschaften	6	4,2
unbekannter Verlauf	2	1,4
Schwangerschaften gesamt	143	100

3.4 Kumulative Zehnjahres-Schwangerschaftswahrscheinlichkeit

Tab. 2: Kumulative Zehnjahres-Schwangerschaftsraten nach Anwendung unterschiedlicher Sterilisationsverfahren.

Versagerquote unterschiedlicher Sterilisationsverfahren		
Methode	Anzahl	Schwangerschaften/1000 Eingriffe (95% CI)
Clipsterilisation	1.595	36,5 (25,3–47,7)
bipolare Koagulation	2.267	24,8 (16,2–33,3)
Intervall part. Salpingektomie	425	20,1 (4,7–35,6)
Silikonband	3.329	17,7 (10,1–25,3)
post partum part. Salpingektomie	1.637	7,5 (2,7–12,3)
monopolare Koagulation	1.432	7,5 (1,1–33,3)
alle Methoden	0.685	18,5 (15,1–21,8)

CI = Konfidenzintervall

Die Wahrscheinlichkeit, innerhalb von zehn Jahren nach der Sterilisation schwanger zu werden, variiert zwischen den verschiedenen Methoden. Tabelle 2 (nach 14) zeigt diese Variationen deutlich. Demnach geht die Clipsterilisation mit der höchsten Versagerquote von 36,5 Schwangerschaften auf 1000 Applikationen einher. Die niedrigsten Schwangerschaftsraten mit jeweils 7,5/1000 Eingriffen wiesen die partielle Salpingektomie im Postpartum und die monopolare Tubenkoagulation auf. In dieser Aufstellung nehmen die in den USA häufig angewandte Silikonbandapplikation sowie die bipolare Koagulation und die partielle Salpingektomie im Intervall nach einer Schwangerschaft eine Mittelstellung ein.

3.5 Altersabhängigkeit der Versagerquote

Tab. 3: Altersabhängigkeit der Versagerquote. In der Altersgruppe von 18 bis 33 Jahren besteht nach Peterson et al. (14) für die Methoden bipolare Koagulation, Clipsterilisation und Silikonband eine Risikoerhöhung für ein Sterilisationsversagen mit Signifikanzniveau im Vergleich zur Anwendung dieser Techniken bei Frauen in der Altersgruppe von 34 bis 44 Jahre.

Sterilisationsversagen nach Altersgruppen		
Methode	**Anzahl**	**Schwangerschaften/1000 Eingriffe (95 % CI)**
I (18–27 Jahre)		
bipolare Koagulation	693	54,3 (28,3–80,4)
Clipsterilisation	694	52,1 (31,0–73,3)
Silikonband	994	33,2 (10,6–55,9)
post partum part. Salpingektomie	707	11,4 (1,6–21,1)
Intervall part. Salpingektomie	120	9,7 (0,0–28,6)
monopolare Koagulation	280	3,7 (0,0–11,1)
II (28–33 Jahre)		
Intervall part. Salpingektomie	137	33,5 (0,0–74,3)
Clipsterilisation	487	31,3 (15,1–47,5)
bipolare Koagulation	786	21,3 (9,6–33,0)
Silikonband	1.199	21,1 (6,4– 1,4)
monopolare Koagulation	549	15,6 (0,0–31,4)
post partum part. Salpingektomie	625	5,6 (0,0–11,9)
III (34–44 Jahre)		
Intervall part. Salpingektomie	168	18,7 (0,0–39,6)
Clipsterilisation	414	18,2 (0,0–36,4)
bipolare Koagulation	788	6,3 (0,1–12,5)
Silikonband	1.136	4,5 (0,6– 8,4)
post partum part. Salpingektomie	305	3,8 (0,0–11,4)
monopolare Koagulation	603	1,8 (0,0– 5,3)

Prinzipiell geht die Sterilisation einer jungen Frau im Alter von 18–27 Jahren mit einer Erhöhung des relativen Risikos für den Eintritt einer Schwangerschaft um den Faktor 1,25 einher. Die in Tabelle 3 wiedergegebene Rangliste für Sterilisationsversager spiegelt die Ergebnisse der Altersgruppen 18–27 (I), 28–33 (II) und 34–44 (III) Jahre wider (14).

3.6 Weitere Risiken für Sterilisationsversagen

Nach der Auswertung der Studie von Peterson et al. aus dem Jahre 1996 (14) lassen sich vier Risikofaktoren nennen, die signifikant die Versagerquote beeinflussen. Im Einzelnen sind es die Sterilisationsmethode, das Alter zum Zeitpunkt der Sterilisation, die ethnische Zugehörigkeit und das ärztliche Können bzw. der Qualitätsstandard der Klinik. Bezüglich der Sterilisationsmethode gehen im Vergleich zur partiellen Salpingektomie im Postpartum mit einem relativen Risiko (RR) von 1,0 die partielle Salpingektomie im Intervall (RR 3,87), die Clipsterilisation (RR 3,70) und die bipolare Koagulation (RR 3,20) mit einer Erhöhung des Risikos für ein Sterilisationsversagen einher.

Während Frauen im Alter von 18–27 Jahren zum Zeitpunkt der Sterilisation ein erhöhtes relatives Risiko von 1,25 für ein Sterilisationsversagen gegenüber der Altersgruppe von 28–33 Jahre (RR 1,0) aufweisen, ist die Versagerquote bei Frauen der Altersgruppe 34–44 Jahre (RR 0,46) reduziert. In der CREST-Studie war ein Einfluss der ethnischen Zugehörigkeit der sterilisierten Frauen auf die Versagerquote nachweisbar. Gegenüber Frauen kaukasischer Herkunft (RR 1,0) wiesen farbige (RR 2,53) und hispano-amerikanische Frauen (RR 1,24) eine Erhöhung des relativen Risikos für eine Schwangerschaft post sterilisationem auf.

Die CREST-Studie wurde von 15 klinischen Zentren der USA getragen. Entsprechend der Erfahrung in den einzelnen Zentren mit den Techniken der Tubensterilisation variierte das relative Risiko für ein Sterilisationsversagen in den Einrichtungen von 0,55 bis 3,46 um den Durchschnittswert aller Zentren.

4 Besonderheit ektope Gravidität

In der CREST-Studie (15) betrug der Anteil extrauteriner Graviditäten (EUG) unter den Sterilisationsversagern 47/143 (32,9%). Tabelle 4 gibt die Rangfolge der Häufigkeiten von EUGs nach den verschiedenen Sterilisationstechniken wieder. Dabei handelt es sich um die kumulativen Wahrscheinlichkeiten von EUGs unter sterilisierten Frauen zehn Jahre nach dem Eingriff. Die kumulative Zehnjahres-Wahrscheinlichkeit, einen Sterilisationsversager in Form einer EUG zu bekommen, beträgt 7,3 auf 1000 Eingriffe.

Tab. 4: Häufigkeit von EUGs nach verschiedenen Sterilisationstechniken.

Extrauterine Graviditäten			
Methode	Frauen (n)	EUG	EUG/1000 Eingriffe (95% CI)
bipolare Koagulation	2.267	24	17,1 (9,8–24,4)
Clipsterilisation	1.595	7	8,5 (1,0–16,0)
Intervall part. Salpingektomie	425	3	7,5 (0,0–15,9)
Silikonband	3.329	10	7,3 (1,6–12,9)
monopolare Koagulation	1.432	1	1,8 (0,0– 5,2)
post partum part. Salpingektomie	1.637	2	1,5 (0,0– 3,6)
alle Methoden	10.685	47	7,3 (5,0–9,6)

Neben der Sterilisationsmethode wird die Häufigkeit von EUGs durch das Alter der Frau zum Zeitpunkt der Sterilisation beeinflusst. Mit Ausnahme der partiellen Salpingektomie im Postpartum sind EUGs bei den unter 30 Jahre alten, sterilisierten Frauen häufiger als bei den über 30-Jährigen. Für die bipolare Koagulation besteht eine 4,2-fach höhere EUG-Rate für die unter 30-jährigen Frauen im Vergleich zu den über 30 Jahre alten Frauen. Dieser Unterschied erreichte Signifikanzniveau (15). Beachtenswert ist, dass dreimal mehr EUGs in der Zeitspanne vier bis zehn Jahre nach Sterilisation als in den ersten drei Jahren nach dem Eingriff auftraten, so dass für diese Komplikation auch Jahre nach der Sterilisation keine Entwarnung gegeben werden kann.

5 Besonderheit bipolare Tubenkoagulation

Die Daten der CREST-Studie wurden einer differenzierten Analyse bezüglich der bipolaren Tubensterilisation unterzogen (16). Aus logistischen Gründen wurden die Versagerquoten der bipolaren Koagulation zweier verschiedener Zeitspannen – 1978 bis 1982 und 1985 bis 1987 – miteinander verglichen. Dabei zeigten sich sehr unterschiedliche Ergebnisse in der kumulativen Fünfjahres-Wahrscheinlichkeit für Schwangerschaften (SS) pro 1000 Eingriffe (s. Tabelle 5). Es ergab sich eine signifikant geringere Wahrscheinlichkeit für eine Schwangerschaft nach bipolarer Tubensterilisation in der Periode von 1985–1987 im Vergleich zum Zeitraum von 1978–1982 (6,3 vs. 19,5; p=0,01).

Der wesentliche Unterschied in der Technik der bipolaren Tubensterilisation innerhalb der beiden Zeitspannen bestand darin, dass 1978–1982 fast 75% der Eingriffe mit weniger als drei Koagulationsstellen und 1985–1987 78,5% der Sterilisationen mit drei oder mehr Koagulationsstellen pro Eileiter durchgeführt wurden. Frauen, die in der Zeitspanne von 1985–1987 mit weniger als drei Koagulationsstellen pro Eileiter sterilisiert wurden, wiesen eine vergleichbare kumulative Schwangerschaftsrate auf wie die mit der gleichen Anzahl sterilisierten Frauen der Zeitspanne 1978–1982 (12,9 vs. 17,1, p=0,76).

5.1 Schwangerschaften nach bipolarer Tubenkoagulation

Tab. 5: Bipolare Tubensterilisation: kumulative Fünfjahres-Wahrscheinlichkeiten für Schwangerschaften.

Schwangerschaften nach bipolarer Tubenkoagulation					
Koagulationsstellen	Frauen	1978–1982 SS/1.000 Eingriffe (95% Ci)		Frauen	1985–1987 SS/1.000 Eingriffe (95% Ci
≥ 3	433	27,1	(9,4–44,7)	475	3,2 (0,0–9,6)
≤ 2	1.233	17,1	(9,2–25,0)	91	12,9 (0,0–38,0)
unbekannt	5	–		39	29,9 (0,0–87,5)
gesamt	**1.662**	**19,5**	**(12,2–26,9)**	**605**	**6,3 (0,6–13,5)**

Neben der kritischen Anzahl von weniger als drei Koagulationsstellen pro Eileiter wirkt sich der Status nach Adnex-Entzündung ungünstig auf die Versagerquote nach bipolarer Tubensterilisation aus, indem das relative Risiko für ein Sterilisationsversagen um das 2,99-Fache gegenüber Frauen ohne Adnexitis in der Vorgeschichte erhöht ist. Diese Erkenntnis gilt allerdings für alle Sterilisationstechniken (15).

Die niedrigere Versagerquote von 3,2 Schwangerschaften pro 1000 bipolare Tubenkoagulationen (mit mindestens drei Koagulationsstellen pro Tube) mit modernen Geräten ist vergleichbar mit den Resultaten der monopolaren Koagulation (2,3 Schwangerschaften pro 1000 Eingriffe). Allerdings wird bei der bipolaren Koagulation dieses Ergebnis mit weniger Risiko für Verbrennungen bei der Patientin erreicht.

6 Vergleich USA versus Deutschland

Ein Vergleich der Daten zur kontrazeptiven Sicherheit der Tubensterilisation zwischen den USA und Deutschland ist nicht ohne Weiteres möglich, weil vergleichbare Register mit prospektivem Studiendesign in Deutschland bislang fehlen. Deshalb sollen an dieser Stelle nur einige Besonderheiten in den jeweiligen Ländern zur Darstellung kommen.

In den USA werden jährlich 700.000 Tubensterilisationen durchgeführt. Die Hälfte davon erfolgt in enger Beziehung zu einer Geburt als Post-partum-Sterilisation. Je zur Hälfte werden die Sterilisationen als stationärer bzw. ambulanter Eingriff durchgeführt (24). Insgesamt sind 11 Millionen Frauen in den USA tubensterilisiert. Bezogen auf die 60 Millionen Frauen im Alter von 15 bis 44 Jahren, beträgt damit der Anteil an Tubensterilisationen 18% in dieser Frauengruppe. Beachtenswert ist, dass immerhin 17% der Frauen, die eine Tubensterilisation durchführen ließen, jünger als 30 Jahre waren. Ungewöhnlich für unsere Verhältnisse ist auch, dass eine von drei Sterilisationen bei einer unverheirateten Frau vorgenommen wurde (3).

So ist es nahe liegend, dass in den USA 2,1% der Frauen, die im Alter von 18 bis 30 Jahren sterilisiert wurden, eine Refertilisierung vornehmen lassen. Frauen, die im Alter > 30 Jahre sterilisiert wurden, lassen nur in 0,2% die Sterilisation rückgängig machen (19). Dabei ist der Anteil von Frauen, die die Sterilisation bereuen, mit 14,3% relativ hoch. Eine aktuelle Analyse in Deutschland hat diesbezüglich eine vergleichbar hohe Rate von 13,7% der sterilisierten Frauen ermittelt, die die operative Kontrazeption bereuen, insbesondere, wenn im Rahmen einer Sectio caesarea sterilisiert wurde (11).

Nach den Erhebungen der American Association of Gynecologic Laparoscopists (AAGL) aus den Jahren 1976 bis 1993 (10, 17) verteilen sich die Techniken der laparoskopischen Tubensterilisation folgendermaßen:

* bipolare Koagulation 58%,
* Silikonband (Ring) 28%,
* Clipsterilisation 10% und
* monopolare Koagulation 4%.

Dabei zeigte sich seit 1976 eine drastische Abnahme der monopolaren Tubenkoagulation von 63% auf 4% und vice versa eine Zunahme der bipolaren Koagulationstechniken von 20% auf 58%. Gleichzeitig begünstigten die Innovationen im Bereich der Endoskopie und Anästhesie die Hinwendung zur laparoskopischen Tubensterilisation zuungunsten der (Mini-)Laparotomie.

Auch wenn eine vergleichende Analyse zwischen den USA und Deutschland bezüglich der Effektivität der Tubensterilisation wegen unterschiedlicher Datenlage nicht möglich ist, lassen sich auch für Deutschland einige Besonderheiten finden. Eine zu den amerikanischen Daten vergleichbare Statistik zur Häufigkeitsverteilung der angewandten Sterilisationstechniken haben Riedel et al. (18) und Brosche und Riedel (2) für die Zeiträume 1989–1993 und 1994–1998 vorgestellt. An dieser Stelle sollen nur die Ergebnisse aus den befragten Kliniken aufgeführt werden, wobei die Daten aus Belegabteilungen nahezu identisch sind (s. Tabelle 6).

Tab. 6: Häufigkeitsverteilung der Sterilisationstechniken in Deutschland.

Sterilisationstechniken in Deutschland		
Methode	Anteil 1989–1993 (%)	Anteil 1994–1998 (%)
bipolare Koagulation	65,0	82,8
Thermokoagulation (nach Semm)	29,0	15,9
monopolare Koagulation	2,5	1,0
Clipsterilisation	2,5	0,4
andere Techniken	1,0	0,0

Analoge Ergebnisse ergab eine Analyse einer Umfrage in den neuen Bundesländern (1). Demnach dominieren aufgrund der Pionierarbeit von Frangenheim (6, 7), Hirsch et al. (8) und Semm (20, 21) in Deutschland die bipolare Hochfrequenzkoagulation und die Thermo- oder Endokoagulation eindeutig. Die von Riedel et al. (18) und Brosche und Riedel (2) analysierten Sterilisationsversager sind nicht kumulativ ermittelt und damit nicht mit den Daten der amerikanischen CREST-Studie vergleichbar. Dennoch soll diese Datenerfassung zur Darstellung kommen (s. Tabelle 7).

Tab. 7: Versagerquoten in Deutschland (nicht kumulativ).

Sterilisationsversagen in Deutschland		
Methode	Frauen (Anzahl)	Schwangerschaften (‰)
Zeitraum 1989–1993		
monopolare Koagulation	3.460	13 (3,7)
Clipsterilisation	3.460	10 (2,9)
bipolare Koagulation	90.379	159 (1,8)
Thermokoagulation	40.276	41 (1,0)
Laser-Technik	754	0 (0,0)
Silikonband (Ring)	77	0 (0,0)
alle Methoden	138.406	223 (1,61)
Zeitraum 1994–1998		
bipolare Koagulation mit Durchtrennung	2.956	26 (8,8)
Thermokoagulation	10.778	26 (3,0)
monopolare Koagulation	671	2 (3,0)
bipolare Koagulation	53.327	121 (2,3)
Clipsterilisation	243	0 (0,0)
alle Methoden	67.975	175 (2,57)

Die hier aufgeführten Daten sind Angaben der an der Umfrage beteiligten Kliniken. Die beteiligten Belegabteilungen hatten tendenziell eine höhere Versagerquote (1,61 vs. 3,29‰) für den Zeitraum 1989–1993 bzw. für den Zeitraum 1994–1998 (2,58 vs. 4,18‰), wiesen aber eine analoge Verteilung hinsichtlich der methodenbezogenen Sterilisationsversager auf.

Zur Frage der Wertigkeit der Durchtrennung (Teilresektion) der Eileiter für die kontrazeptive Sicherheit muss konstatiert werden, dass kein Benefit für die zusätzliche Durchtrennung koagulierter Eileiter erkennbar war (18). In der neuesten Analyse von Brosche und Riedel (2) resultierte bei zusätzlicher Durchtrennung eine dreifach höhere Rate an Sterilisationsversagern im Vergleich zur alleinigen bipolaren Koagulation (8,8 vs. 2,3 ‰).

Während ektope Graviditäten in der CREST-Studie einen Anteil von 32,9% an den Sterilisationsversagern hatten, wurden in den zitierten Studien 46,2% (1989–1993) bzw. 58,3% (1994–1998) für die Kliniken und 62,7% bzw. 36,8% für die Belegabteilungen berichtet. Tabelle 8 gibt die Verteilung der EUGs in Bezug zu den verschiedenen Sterilisationsverfahren für die zwei Zeiträume wieder.

Tab. 8: Ektope Graviditäten nach unterschiedlichen Verfahren.

Ektope Graviditäten			
Methode	Frauen	EUG	‰
Zeitraum 1989–1993			
monopolare Koagulation	3.460	6	1,7
bipolare Koagulation	90.379	80	0,9
Thermokoagulation	40.276	17	0,4
Clipsterilisation	3.460	0	0,0
Laser-Technik	754	0	0,0
Silikonband (Ring)	77	0	0,0
Zeitraum 1994–1998			
bipolare Koagulation mit Durchtrennung	2.956	25	8,5
bipolare Koagulation	53.327	65	1,2
Thermokoagulation	10.778	12	1,1
monopolare Koagulation	671	0	0,0
Clipsterilisation	243	0	0,0

Damit zeigt die bipolare Tubenkoagulation ohne zusätzliche Durchtrennung oder Teilresektion in Deutschland über mehr als eine Dekade günstige Ergebnisse bezüglich der Versagerquote im Allgemeinen und der EUG-Rate im Besonderen. Die zusätzliche Durchtrennung der Eileiter bringt keinen Zuwachs an kontrazeptiver Sicherheit, sondern geht im Gegenteil mit einer Verdreifachung der Versagerquote und drastischen Erhöhung an EUGs innerhalb der Sterilisationsversager einher.

7   Wertende Zusammenfassung

Tubensterilisationen zählen zu den häufigsten Methoden der Kontrazeption in den industrialisierten Ländern und den Entwicklungsländern. Seit dem Einzug der Innovationen in der Laparoskopietechnik werden diese Eingriffe überwiegend via Endoskopie vorgenommen. Neben dem operativ-anästhesistischen Risiko sind Sterilisationsversager und Menstrualstörungen in Form dysfunktioneller Blutungen zu beachten. Die relativ hohen Zahlen von Sterilisationsversagern, die in amerikanischen Publikationen aus dem Jahre 1996 berichtet wurden, sind für Deutschland nicht nachvollziehbar.

Es sind einige Besonderheiten in der Vorgehensweise zur Tubensterilisation zu nennen, die in den USA die höhere Versagerquote verursachen:

- Der Anteil junger Frauen mit Sterilisation unter 30 Jahren ist in den USA relativ hoch. Diese Frauen haben per se eine höhere Versagerquote.
- Die große Variationsbreite in den Sterilisationstechniken in den USA bedingt eine unzureichende Standardisierung. In den letzten Jahren ist dort ein Trend zur bipolaren Koagulation erkennbar. Unter diesen Bedingungen ist die Rate von Sterilisationsversagern den Ergebnissen in Deutschland vergleichbar.
- Das Patientenkollektiv ist in den USA sehr heterogen. Sterilisationsversagen ist bei farbigen Frauen und Hispano-Amerikanerinnen häufiger.

Diese Besonderheiten sind nicht auf Deutschland übertragbar. Bezüglich der kontrazeptiven Sicherheit besteht Konsens darüber, dass alle Techniken der Tubensterilisation eine hohe Effektivität besitzen und die Versagerquote extrem niedrig ist. Diese Erkenntnis gilt insbesondere für die in Deutschland favorisierten Techniken der bipolaren Koagulation und Thermokoagulation. Beide Techniken haben zusammen zur Zeit einen Anteil von mehr als 95% an den Maßnahmen der Tubensterilisation. Die kontrazeptive Sicherheit beider Techniken bewegt sich in einem Bereich von ein bis zwei Versagern auf 1000 Eingriffe, wenn bestimmte Risikofaktoren beachtet werden. Risikofaktoren für ein Sterilisationsversagen sind Alter unter 30 Jahren und Status nach Adnexitis.

Besonders sollte die Tatsache beachtet werden, dass in Deutschland 50 bis 60% der Sterilisationsversager Extrauteringraviditäten darstellen, so dass im Falle eines Schwangerschaftsverdachts dieser Erkenntnis Rechnung getragen werden sollte. Durch eine zusätzliche Durchtrennung der Eileiter entsteht kein Benefit hinsichtlich der Versager- bzw. EUG-Rate. Zur Vermeidung von Lutealphasenschwangerschaften sollte stringent in der ersten Zyklusphase sterilisiert werden. Sterilisationen außerhalb der ersten Zyklushälfte können unter hormonaler Kontrazeption oder liegendem Intrauterinpessar durchgeführt werden. Vereinzelt sind aber auch unter diesen Kautelen Schwangerschaften beschrieben worden.

Es versteht sich von selbst, dass Tubensterilisationen keinen Eingriff für Anfänger unseres Faches darstellen. Sie setzen ein hohes Maß an Kenntnissen der Laparoskopietechnik im Allgemeinen und in der Koagulationstechnik im Besonderen voraus.

8 Allgemeine Empfehlungen für die Beratung zur Tubensterilisation

Es gibt Aufklärungsformulare für die Beratung zur Tubensterilisation, z.B. „Sterilisation der Frau" vom perimed Compliance Verlag in Erlangen oder vom DIOmed Verlag in Ebelsbach, die vom Berufsverband der Frauenärzte (BVF) empfohlen werden. Darüber hinaus sollten mit der Patientin und dem Partner folgende Punkte angesprochen werden:

- Wenn eine junge Frau unter 30 Jahren und besonders unter 25 Jahren eine Sterilisation wünscht, sollte eindringlich darauf hingewiesen werden, dass lebensentscheidende Vorgänge wie das Ableben eines Kindes oder eine Scheidung zu erneutem Kinderwunsch führen könnten.
- Wenn eine kinderlose Frau eine Sterilisation wünscht, sollte auf Meinungsänderungen in der Lebensführung, die späteren Kinderwunsch beinhalten könnten, hingewiesen werden.
- Wenn eine Frau eine Sterilisation deshalb wünscht, weil ihre Ehe oder Partnerschaft unglücklich ist und sie weitere Nachkommen vermeiden will, so sollte auf die Möglichkeit zukünftiger Partnerschaften mit erneutem Kinderwunsch hingewiesen werden.
- Wenn eine Frau unter hormonaler Kontrazeption eine Sterilisation wünscht, so sollte der Hinweis gegeben werden, dass nach Absetzen des Kontrazeptivums die Menstruation stärker sein könnte. Umgekehrt könnte sich die Menstruation nach der Sterilisation vermindern, wenn vorher ein IUP benutzt wurde.
- Die Möglichkeit eines Rückgängigmachens der Sterilisation (Refertilisierung) sollte nicht diskutiert werden. Prinzipiell sollte darauf hingewiesen werden, dass es sich um einen permanenten Eingriff handelt.

Merke: 3–14% der Frauen bereuen die Eileitersterilisation, 1–2% lässt sich tatsächlich refertilisieren.

9 Literatur

1. Brosche T, Riedel HH. Tubensterilisation in den neuen Bundesländern – Ergebnisse einer Umfrage. Zentralbl Gynäkol 1995; 117: 204–206

2. Brosche T, Riedel HH. Pelviskopie – Umfragen 1994–1998. Endoskopie heute 2000; 3: 95–102

3. Bumpass LL, Thomson E, Godecker AL. Women, men, and contraceptive sterilization. Fertil Steril 2000; 73: 937–946

4. Chick PH, Frances M, Paterson P.J. A comprehensive review of female sterilisation – tubal occlusion methods. Reprod Fertil 1985; 3: 81–87

5. Döring GK. Operative Sterilisation des Mannes oder der Frau. In: Döring GK (Hrsg.). Empfängnisverhütung. Thieme, Stuttgart, 1983: 121–124

6. Frangenheim H. Die Laparoskopie in der Gynäkologie, Chirurgie und Pädiatrie. Lehrbuch und Atlas. Thieme, Stuttgart, 1977

7 Frangenheim H. Wie sicher sind die einzelnen Methoden der laparoskopischen Tubensterilisation? Geburtsh Frauenheilk 1980; 40: 896

8. Hirsch HA, Herbst S, Decker K. Tubensterilisation durch bipolare Elektrokoagulation. Geburtsh Frauenheilk 1977; 37: 869

9. Hirsch HA. Schwangerschaften nach fehlgeschlagener Tubensterilisation. Häufigkeit, Ursachen, Vermeidbarkeit. Dt Ärztebl 1981; 78: 1669

10. Hulka JF, Phillips JM, Peterson HB et al. Laparoscopic sterilization. American Association of Gynecologic Laparoscopist 1993 Membership Survey. J Am Assoc Gynecol Laparosc 1995; 2: 137–148

11 .Korell M, Englmaier R, Hepp H. Effekt der Tubensterilisation. Zentralbl Gynäkol 2000; 122: 28–34

12. Peterson HB, Grubb GS, De Stefano F et al.. Complication of tubal sterilization. In: Siegel AM (Hrsg.). The fallopian tube. Basic studies and clinical contributions. Futura, New York, 1986: 329–346

13. Peterson LS. Contraceptive use in the United States: 1982–90. Advanced data from vital and health statistics, No 269. National Center for Health statistics, Hyattsville/Maryland, 1995 (DHHS publication no PHS 95–1250)

14. Peterson HB, Xia Z, Hughes JM et al.. The risk of pregnancy after tubal sterilization: Findings from the U.S. collaborative review of sterilization. Am J Obstet Gynecol 1996; 174: 1161–1170

15. Peterson HB, Xia Z, Hughes JM et al.. The risk of ectopic pregnancy after tubal sterilization. N Engl J Med 1997; 336: 762–767

16. Peterson HB, Xia Z, Hughes JM et al. Pregnancy after tubal sterilization with bipolar electrocoagulation. Obstet Gynecol 1999; 94: 163–167

17. Phillips J. Membership surveys and Complication Reports. American Association of Gynecologic Laparoscopists, Santa Fe, CA, 1998

18. Riedel HH, Brosche T, Fielitz J et al.. Die Entwicklung der gynäkologischen Endoskopie in Deutschland – eine statistische Erhebung der Jahre 1989 bis 1993. Zentralbl Gynäkol 1995; 117: 402–412

19. Schmidt JE, Hillis SD, Marchbanks PA et al.. Requesting information about and obtaining reversal after tubal sterilization: findings from the U.S. Collaborative Review of Sterilization. Fertil Steril 2000; 74: 892–898

20. Semm K. Tubal sterilization finally with cauterization or temporary with ligation via pelviscopy. In: Phillips JM, Keith L (Hrsg.). Gynecological Laparoscopy: Principles and techniques. New York, 1974

21. Semm K. Elektronisch gesteuerter Schwachstrom als Ersatz des Hochfrequenzstromes in der Endoskopie. In: Ottenjann R (Hrsg.). Fortschritt der Endoskopie. Schattauer, Stuttgart, 1975: 17–21

22. Semm K. Endocoagulation. A new field of endoscopic surgery. J Reprod Med 1976; 16: 195

23. United Nations. Levels and trends of contraceptive use as assessed in 1988. United Nations, New York, 1992

24. Westhoff C, Davis A. Tubal sterilization: Focus on the U.S. experience. Fertil Steril 2000; 73: 913–922

Erstfassung	2001
Überarbeitung	2008. Gültigkeit im Jahr 2010 bestätigt.
Beteiligte Fachgesellschaften, Arbeitsgemeinschaften und Organisationen	Deutsche Gesellschaft für Gynäkologie und Geburtshilfe Deutsche Gesellschaft für Gynäkologische Endokrinologie und Fortpflanzungsmedizin
Autoren	Prof. Dr. med. J. Kleinstein, Magdeburg (Federführung) Prof. Dr. med. H.-H. Riedel, Cottbus (2001) Dr. med. M. Korell, Duisburg (2001)

Deutsche Gesellschaft für Gynäkologie und Geburtshilfe (DGGG),
Deutsche Gesellschaft für Gynäkologische Endokrinologie
und Fortpflanzungsmedizin (DGGEF)

Ist es empfehlenswert, orale hormonale Kontrazeptiva vor geplanten Operationen abzusetzen?

Inhaltsverzeichnis

Venöse Thromboembolien zählen zu den häufigsten Komplikationen nach größeren operativen Eingriffen, insbesondere bei orthopädischen, abdominalen und Karzinomoperationen. Lungenembolie und Herzinfarkt treten am häufigsten in der ersten, venöse Thrombosen und Schlaganfall in den ersten beiden Wochen nach der Operation auf (28). Postoperative tiefe Beinvenenthrombosen mit Lungenembolien sind für nahezu die Hälfte der Todesfälle nach gynäkologischen Operationen verantwortlich. Die sinnvollste Maßnahme zur Reduzierung dieser Operationsfolgen ist die Prävention, womit vor allem das Erkennen von Risikofaktoren und eine geeignete Thromboseprophylaxe gemeint sind (13). Da auch die Behandlung mit Ovulationshemmern einen Risikofaktor darstellt, wurde allgemein empfohlen, die Einnahme oraler Kontrazeptiva 4–6 Wochen vor einer geplanten Operation zu beenden (11). Ähnliches wird nach den Ergebnissen einiger neuer Studien auch für die orale Hormontherapie diskutiert. Als Übergangsmaßnahmen könnten die Minipille zur Kontrazeption bzw. bei Auftreten schwerer klimakterischer Beschwerden die niedrig dosierte transdermale Anwendung von Estradiol in Erwägung gezogen werden.

Bei der Abwägung der Vor- und Nachteile steht dem geringeren Thromboserisiko nach dem vorübergehenden Absetzen des Ovulationshemmers das Risiko einer ungewollten Schwangerschaft gegenüber, das mit einem erhöhten Thromboserisiko verbunden ist (2, 11). Ebenso sind die möglichen Nebenwirkungen einer Thromboseprophylaxe gegen die relativ geringe Steigerung des Thromboembolie-Risikos durch die östrogenhaltigen Präparate abzuwägen, welches jedoch bei größeren Eingriffen erheblich zunimmt. Dabei sollte beachtet werden, dass Durchschnittswerte für die Abschätzung des individuellen Risikos wenig hilfreich sind. Die von der Einnahme der Pille ausgehenden Komplikationen treffen meistens jene Frauen, die aufgrund einer entsprechenden Prädisposition in besonderem Maße gefährdet sind. Darüber hinaus lässt sich das Risiko einer ungewollten Schwangerschaft während des vorübergehenden Absetzens der Ovulationshemmer durch die Anwendung von Barrieremethoden oder eines reinen Gestagenpräparats (Minipille) eingrenzen.

1 Orale Kontrazeptiva und das postoperative Thromboembolie-Risiko

Verschiedene epidemiologische Untersuchungen haben gezeigt, dass die Inzidenz von tiefen Beinvenenthrombosen und Lungenembolien, die nicht im Zusammenhang mit einem operativen Eingriff oder einem Trauma stehen, zwar sehr gering ist (42), jedoch durch die Einnahme oraler Kontrazeptiva oder die orale Hormonsubstitution gesteigert wird (36, 37, 40, 41, 55). Die transdermale Hormontherapie scheint das Risiko venöser Thrombosen nicht zu erhöhen (46).

Das mit einer Operation verbundene Thromboembolie-Risiko variiert entsprechend der Schwere des Eingriffs, dem Zustand der Patientin und der postoperativen Immobilisation (19).

Wenn keine zusätzlichen Risikofaktoren vorhanden sind, ist auch das Risiko postoperativer Thromboembolien bei jungen Frauen sehr gering. Es gibt aber Hinweise darauf, dass es unter dem Einfluss hormonaler Kontrazeptiva erhöht ist (51, 52). Die Aussagekraft dieser und anderer epidemiologischer Studien kann zwar wegen verschiedener Mängel infrage gestellt werden, zumal die Diagnose einer tiefen Beinvenenthrombose anhand klinischer Symptome nur zum Teil mit objektivierbaren Methoden bestätigt werden kann, insbesondere bei Frauen, die orale Kontrazeptiva einnehmen (4, 38, 40). Andererseits zeigen bis zu 50% der Frauen mit einer gesicherten postoperativen Beinvenenthrombose keine klinischen Symptome (25). Verschiedene mit dem [125]J-Fibrinogen-Test durchgeführte klinische Untersuchungen ergaben, dass während der Einnahme hormonaler Kontrazeptiva postoperative Thrombosen deutlich häufiger auftreten (3, 49, 56).

2 Risikofaktoren für die Entstehung postoperativer Thrombosen

Eine im Zusammenhang mit einer Operation entstehende venöse thromboembolische Erkrankung kann von Schädigungen der Venen, der postoperativen Immobilisierung und einer mit dem Operationsstress zusammenhängenden Hyperkoagulabilität ausgelöst werden.

Die Operationsdauer hängt von dem Ausmaß des Eingriffs ab und bestimmt den Zeitraum der Aktivierung des Gerinnungssystems und der Störung des venösen Rückflusses aus den unteren Extremitäten während der Immobilisierung. Auch die Dauer der Narkose, durch die der Blutdruck reduziert wird und z.B. Antithrombin abfällt, spielt eine Rolle.

Das postoperative Risiko ist vor allem bei großen Eingriffen erhöht, wobei es bei Notoperationen höher ist als bei elektiven Eingriffen. Wenn keine Thromboseprophylaxe durchgeführt wird, beträgt das Risiko einer tiefen Beinvenenthrombose – mit Hilfe des [125]J-Fibrinogen-Tests ermittelt – bei Abdominal- oder Thoraxoperationen 25–33% und bei Hüftoperationen 45–70%, wobei die Häufigkeit von fatalen Lungenembolien bei 0,1–0,8% bzw. 1–3% liegt. Bei größeren gynäkologischen Eingriffen beträgt die Inzidenz 15–30%, bei abdominaler Hysterektomie 13% und bei vaginaler Hysterektomie 7% (8, 11, 48). In 0,01–0,8% der Fälle kommt es zu einer letalen Lungenembolie.

Der größte Teil der Lungenembolien geht von venösen Thrombosen aus, die in den tiefen Beinvenen entstehen. Dabei treten lokalisierte, symptomlose Thrombosen während und nach einer Operation recht häufig auf.

Zu den unmittelbaren Operationsrisiken kommen zahlreiche hereditäre, erworbene und andere Risikofaktoren (Tabelle 1). Das Risiko steigt mit der Zahl der gleichzeitig vorliegenden Risikofaktoren (1, 19, 24, 32, 33, 40, 42). Ein Karzinom verdreifacht das Risiko, da malignes Gewebe Thromboplastin (Tissue Factor) und andere Prokoagulantien enthält, welche die Thrombozyten und den Faktor X aktivieren. Gleichzeitig vorliegende Infektionen können die Thrombozytenaggregation und den Faktor-VIII-Spiegel erhöhen.

Tab. 1: Risikofaktoren für die Entstehung venöser thromboembolischer Erkrankungen (TAFI = Thrombin-aktivierbarer Fibrinolyse-Inhibitor; TFPI = Tissue Factor Pathway Inhibitor).

Erworbene Risikofaktoren	Hereditäre Risikofaktoren	Unklare Risikofaktoren
Alter	Antithrombin-Mangel	Hyperhomocysteinämie
Thrombose in der Anamnese	Protein-C-Mangel	hoher Faktor-VIII-Spiegel
Immobilisierung	Protein-S-Mangel	APC-Resistenz (ohne FVL)
große Operation	Faktor-V-Leiden-Mutation (FVL)	hoher Faktor-IX-Spiegel
orthopädische Operation	Prothrombin-Mutation 20210A	hoher Faktor-XI-Spiegel
maligne Erkrankung	Dysfibrinogenämie	hoher TAFI-Spiegel
schwere Traumata	Blutgruppe A	niedriges TFPI
Entzündungen		
Herzerkrankungen		
Varikose		
Schwangerschaft /postpartale Phase		
Ovulationshemmer		

Erworbene Risikofaktoren	Hereditäre Risikofaktoren	Unklare Risikofaktoren
Hormonsubstitution		
Dehydratation		
Antiphospholipid-Antikörper		
myeloproliferative Erkrankungen		
Polycythämia vera		

Die Immobilisierung führt zu einer Erweiterung der Venen und einer Stase des Blutes, weil die Pumpwirkung der Wadenmuskulatur fehlt; dazu kommt die verringerte fibrinolytische Aktivität in den Beinvenen. Infektionen erhöhen den Faktor-VIII-Spiegel und die Thrombozytenaggregation und können den Zeitraum der Immobilisation verlängern. Eine erhöhte Viskosität des Blutes und Plasmas (z.B. bei Dehydratation) sowie Ödeme tragen ebenfalls zur Steigerung des Thromboserisikos bei.

Herzerkrankungen und zerebrale vaskuläre Insulte in der Vorgeschichte verdreifachen das Risiko. Thromboembolien in der Vorgeschichte, die im Zusammenhang mit einer Schwangerschaft, einer Operation oder einer Östrogenbehandlung aufgetreten sind, bedeuten ebenfalls ein hohes Risiko. Krampfadern verdoppeln das Risiko; jedoch sind bei jungen Frauen kleine Varizen ohne Bedeutung.

Im Alter von über 40 Jahren steigt das Risiko, das bei jungen Frauen sehr gering ist, deutlich an. In der Altersgruppe bis zu 30 Jahren beträgt die Inzidenz venöser thromboembolischer Erkrankungen 0,5 pro 10.000 Frauen jährlich, steigt bei 50-jährigen Frauen auf 1 pro 10.000, in der Altergruppe 60–70 Jahre auf 1 pro 1000 und liegt bei den über 80-jährigen Frauen bei 1 pro 100 Frauen jährlich (33).

Adipositas und Rauchen zählen nicht zu den Risikofaktoren für eine venöse thromboembolische Erkrankung.

3   Biologische Mechanismen und Einfluss der Sexualsteroide

Der Gerinnungsprozess beginnt in den Unterschenkelvenen im Bereich einer Läsion oder Stase bereits während oder sofort nach dem Eingriff. Erleichtert wird dies durch den Anstieg verschiedener Gerinnungsfaktoren und den Abfall von Inhibitoren (z.B. Antithrombin) während der Operation und in der ersten postoperativen Woche. Dazu kommt, dass in den unteren Extremitäten die fibrinolytische Aktivität niedriger ist als z.B. in den Armen. Dieser Zustand wird als Hyperkoagulabilität bezeichnet. Allerdings wird gleichzeitig mit der Aktivierung der Gerinnungsfaktoren ein Abwehrmechanismus in Gang gesetzt, der normalerweise die Entstehung von Thrombosen verhindert: Inhibitoren (z.B. Antithrombin und Anti-Xa) neutralisieren die aktivierten Gerinnungsfaktoren, es findet ein Verbrauch von Gerinnungsfaktoren (II, V und VIII) statt. Plasmin entsteht und baut die Faktoren V und VIII sowie Fibrin ab, und ein Teil der aktivierten Faktoren wird in der Leber eliminiert. Wenn aber das Gleichgewicht zwischen Gerinnung und Fibrinolyse verschoben ist – insbesondere unter dem Einfluss einer Stase –, dann kann sich in den tiefen Beinvenen ein Thrombus bilden.

Ein Abfall des Antithrombins unter 70%, zu dem nicht nur die Behandlung mit östrogenhaltigen Präparaten, sondern auch ein operativer Eingriff beitragen, erhöht das Thromboserisiko. Sogar bei Zahnextraktionen unter Vollnarkose kommt es zu einem deutlichen Abfall des Antithrombins, insbesondere bei Frauen, die Ovulationshemmer einnehmen (45). Ein Rückgang des Antithrombins unter einen Wert von 50% führt postoperativ sehr häufig zu einer tiefen Beinvenenthrombose. Antithrombin kann auch hereditär um 50% erniedrigt sein und ist beim nephrotischen Syndrom, bei akuten und chronischen Leberschäden sowie bei einer disseminierten intravasalen Gerinnung reduziert.

Orale Östrogene, insbesondere Ethinylestradiol, erhöhen dosisabhängig die Serumkonzentration des Fibrinogens und Prothrombins, der Gerinnungsfaktoren VII, VIII und X und reduzieren die des Antithrombins und Anti-Xa. Zwar kommt es auch zu einem Anstieg verschiedener Fibrinolysefaktoren, so dass das Hämostasesystem bei Fehlen anderer Risikofaktoren in einem Gleichgewicht auf höherem Niveau verbleibt. Gestagene können den Effekt der Östrogene auf die Hämostase antagonistisch modulieren, insbesondere solche mit androgenen Partialwirkungen (27, 30). Dies gilt vor allem für die unter der Einnahme östrogendominanter Ovulationshemmer und oraler Substitutionspräparate zu beobachtende APC-Resistenz, die nach Absetzen rasch reversibel ist (22, 43). Insgesamt belegt die Zunahme des Prothrombin-Fragments 1+2 und des Thrombin-Antithrombin-Komplexes unter der Einnahme von Ovulationshemmern eine Aktivierung des Thrombins (31).

Die Zahl der Thrombozyten und die Thrombozytenaggregation nehmen zu, die Viskosität des Blutes und Plasmas steigt, durch eine dilatierende Wirkung auf die Gefäße erhöhen Östrogene das venöse Volumen und reduzieren die Fließgeschwindigkeit in den Beinvenen (9, 10, 14, 44, 45). Ovulationshemmer können über eine Reduzierung der Erythrozyten-Deformierbarkeit die Mikrozirkulation beeinträchtigen.

Die meisten dieser hormoninduzierten Veränderungen sind nicht nur dosis-, sondern auch zeitabhängig und erreichen ihr Maximum gewöhnlich nach mehreren Monaten. Das eigentliche Problem liegt darin, dass die durchschnittlichen Veränderungen häufig gering sind, jedoch bei manchen Frauen ein solches Ausmaß annehmen können, dass man von einem erhöhten Thromboserisiko ausgehen kann. Viele der Frauen, bei denen es unter der Behandlung mit einem Ovulationshemmer oder unter der Hormonsubstitution zu einer Thrombose kommt, haben bereits vorher ein abnormales Gerinnungsprofil (1, 6, 7, 29, 32, 57).

Im Zusammenhang mit den bei operativen Eingriffen auftretenden Läsionen der Gefäßwand, die zu einer Aktivierung der extrinsischen Gerinnung führen, spielt die Thrombin-induzierte verstärkte Expression des Tissue Factor eine zentrale Rolle. Durch die Bindung an den Tissue Factor werden der Faktor VII und infolgedessen der Faktor X aktiviert, so dass verstärkt Thrombin gebildet wird. Die Gegenreaktion geht von dem Tissue Factor Pathway Inhibitor (TFPI) aus, welcher den Faktor Xa durch Bildung eines Komplexes neutralisiert, der wiederum den an den Tissue Factor gebundenen Faktor VIIa inhibiert. Von Bedeutung ist, dass Gestagene mit einer glukokortikoiden Partialwirkung (Gestoden, 3-Ketodesogestrel, Medroxyprogesteronacetat) den Thrombinrezeptor und die Thrombin-induzierte Expression des Tissue Factor hochregulieren können (20). Sowohl orale Kontrazeptiva als auch Östrogen/Gestagenpräparate zur Hormonsubstitution können den TFPI-Spiegel reduzieren und damit die prokoagulatorische Aktivität verstärken. Dies ist ein Effekt der Östrogenkomponente, während Gestagene keinen Einfluss auf den TFPI haben (5, 12, 17, 23). Die unter der Einnahme oraler Kontrazeptiva zu beobachtende Zunahme der fibrinolytischen Aktivität wird durch einen Thrombin-aktivierbaren Fibrinolyse-Inhibitor (TAFI) antagonisiert, der unter Gestageneinfluss ansteigt. Dabei supprimierte Desogestrel den TAFI-Spiegel stärker als Levonorgestrel (34). Auch bei dieser Gestagen-assoziierten Hemmung der fibrinolytischen Aktivität spielt Thrombin eine zentrale Rolle. Hinsichtlich des Thromboserisikos scheinen Gestagene mit androgenen, aber ohne glukokortikoide Eigenschaften günstiger zu sein.

4 Einfluss des Absetzens von Ovulationshemmern auf die Hämostase

Während die hormoninduzierten Veränderungen der Gerinnungs- und Fibrinolyse-Parameter innerhalb von 2–3 Tagen nach Beginn der Behandlung sichtbar werden, kann eine völlige Normalisierung nach Absetzen 4–6 Wochen in Anspruch nehmen (39). Die Halbwertzeiten der Gerinnungsfaktoren schwanken zwischen fünf Stunden (Faktor VII) und 5–6 Tagen (Fibrinogen, Faktor XIII), die Lebensspanne der Thrombozyten beträgt neun Tage. Ein erniedrigter Antithrombin-Spiegel beginnt etwa neun Tage nach Absetzen eines Ovulationshemmers anzusteigen und erreicht nach 18 Tagen den Ausgangswert; auch die Thrombinbildung normalisiert sich in diesem Zeitraum. Plasmin hat nur eine kurze Halbwertzeit (35, 53, 54). Aus diesem Grunde dürfte eine Beendigung der Einnahme von Ovulationshemmern vier Wochen vor einer geplanten Operation ausreichen, um die Veränderungen im Gerinnungs- und Fibrinolysesystem einigermaßen zu normalisieren.

2.4.3 Ist es empfehlenswert, orale hormonale Kontrazeptiva vor geplanten Operationen abzusetzen?

189

5 Rechtzeitiges Absetzen der Pille vor geplanten Operationen

Bei kleineren Eingriffen, wie z.B. bei einer Laparoskopie oder einer Molarextraktion, ist – vor allem bei jungen Frauen – das Thromboembolierisiko sehr gering, da nur eine kurze Anästhesie erforderlich ist und die Patientin am gleichen Tag voll mobilisiert wird. In solchen Fällen ist deshalb das Absetzen eines Ovulationshemmers oder der Hormonsubstitution nicht notwendig. Allerdings sollte auf die Existenz anderer Risikofaktoren geachtet werden. Bei Vorliegen von Risikofaktoren ist eine niedrig dosierte Heparinprophylaxe zu empfehlen (21).

Ausgenommen sind kleine Eingriffe an den Beinen selbst, z.B. Varizenoperationen oder die Verödung von Krampfadern, sowie Angiographien, bei denen ein Absetzen der Pille empfohlen wird (16).

Aus forensischen Gründen ist ein rechtzeitiges Absetzen der Ovulationshemmer auch vor Operationen zu empfehlen, für die keine medizinische Indikation besteht, wie z.B. vor kosmetischen Operationen. Im Falle der Weigerung der Patientin, die Einnahme rechtzeitig zu beenden, ist bei Auftreten einer Thrombose die Durchführung der Operation kaum zu begründen (47).

Bei größeren gynäkologischen Eingriffen oder auch bei anderen größeren Operationen, die mit einem mittleren oder hohen Risiko einer tiefen Beinvenenthrombose verbunden sind, sowie bei Vorliegen entsprechender Risikofaktoren sollten Ovulationshemmer mindestens vier Wochen zuvor abgesetzt werden (8, 16). Während dieses Zeitraumes nach Beendigung der Pilleneinnahme normalisieren sich die wichtigsten Hämostaseparameter, die unter der Wirkung der oralen Kontrazeptiva verändert waren (39). Eine kürzere Zeitspanne (z.B. eine Woche) könnte sich dagegen nachteilig auswirken, da die Rückkehr der einzelnen Parameter zu den Ausgangswerten in zeitlich unterschiedlicher Weise verläuft, so dass die Balance der Hämostase in der kurzen Zeit nicht wieder erreicht wird. Reine Gestagenpräparate wie z.B. die Minipille können dagegen weiter eingenommen werden.

Um eine ungewollte Schwangerschaft zu vermeiden, sollten bis zur erneuten Anwendung von Ovulationshemmern entweder Barrieremethoden oder die Einnahme der Minipille empfohlen werden. Die vorliegenden epidemiologischen Daten und der vernachlässigbare Einfluss auf die Hämostase lassen vermuten, dass die klassische Minipille (z.B. täglich 30 µg Levonorgestrel) das Thromboserisiko nicht beeinflusst (18, 58). Für die Desogestrel-haltige Minipille, welche die Ovulation hemmt, liegen noch keine epidemiologischen Daten vor. Falls in der Zeit bis zur Operation ungeschützter Verkehr stattgefunden hat, ist vor dem Eingriff eine Schwangerschaft auszuschließen.

Wenn bei peri- oder postmenopausalen Frauen nach dem Absetzen der Hormone starke klimakterische Beschwerden auftreten, könnte man die transdermale Behandlung mit möglichst niedrig dosiertem Estradiol in Erwägung ziehen.

Die Wiederaufnahme der Einnahme von Ovulationshemmern bzw. Hormonsubstitutionspräparaten kann frühestens zwei Wochen nach der vollen Mobilisation erfolgen, d.h. zu Beginn der ersten Menstruation post operationem, vorausgesetzt, dass keine Komplikationen aufgetreten sind.

6   Maßnahmen bei Notfalloperationen

Bei Notfalloperationen sollten die Ovulationshemmer bzw. Hormonpräparate weiter eingenommen werden. Durch eine Heparinprophylaxe kann das Thromboserisiko reduziert werden (8). Auch bei elektiven großen Operationen wird eine Prophylaxe mit niedermolekularem Heparin über 7–10 Tage nach dem Eingriff empfohlen, bei Patienten mit hohem Risiko sogar über drei Wochen (26). Gegebenenfalls ist eine Langzeitprophylaxe mit niedrig dosiertem Heparin oder oralen Antikoagulantien (z.B. Marcumar) zu empfehlen, wobei das Risiko von Nebenwirkungen der Thromboseprophylaxe zu beachten ist (15, 50).

7   Kontrazeption nach einer Thrombose

Wenn eine Thrombose in einem direkten Zusammenhang mit einem Trauma oder einer Operation aufgetreten war, so ist die Einnahme von niedrig dosierten Ovulationshemmern dann vertretbar, wenn phlebographisch keine persistierenden Gefäßschäden nachweisbar sind. Dabei sollte aber über mindestens ein Jahr eine niedrig dosierte Heparinprophylaxe betrieben werden. Darüber hinaus sollten die Patientinnen keine zusätzlichen Risikofaktoren aufweisen und nicht rauchen. Eine Überwachung des Gerinnungsstatus ist zu empfehlen. Im Übrigen sollte bei solchen Problemfällen eine Behandlung mit reinen Gestagenpräparaten (Minipille) vorgezogen werden, da diese das Thromboserisiko vermutlich nicht erhöht (18, 58).

8   Fazit

Bei größeren Operationen mit einem mittleren oder hohen Thromboserisiko sowie bei Vorliegen von Risikofaktoren sollte die Einnahme von Ovulationshemmern bzw. von Präparaten zur Hormonsubstitution mindestens vier Wochen vorher beendet werden.

Bei kleineren Operationen mit geringem Risiko – mit Ausnahme von Eingriffen an den Beinen – ist ein Absetzen der Behandlung nicht notwendig, sofern keine Risikofaktoren vorliegen. Um während des Zeitraums bis zur erneuten Anwendung von Ovulationshemmern eine ungewollte Schwangerschaft zu vermeiden, ist die Anwendung reiner Gestagenpräparate (Minipille) oder von Barrieremethoden zu empfehlen. Die Einnahme oraler Kontrazeptiva ist frühestens zwei Wochen nach voller Mobilisation möglich. Treten bei peri- oder postmenopausalen Frauen nach Absetzen der Hormonpräparate starke klimakterische Beschwerden auf, so kann eine transdermale Östrogentherapie in Erwägung gezogen werden.

9 Literatur

1. Anderson FA, Spencer FA. Risk factors for venous thromboembolism. Circulation 2003; 107: I-9–I-16

2. Ardern DW, Atkinson DR, Fenton AJ. Peri-operative use of oestrogen containing medications and deep vein thrombosis – national survey. NZ Med J 2002; 115: U26

3. Astedt B, Bernstein K, Casslen B, Ulmsten U. Estrogens and postoperative thrombosis evaluated by the radioactive iodine method. Surg Gynecol Obstet 1980; 151: 372–374

4. Barnes RW, Krapf T, Hoali JC. Erroneous clinical diagnosis of leg vein thrombosis in women on oral contraceptives. Obstet Gynecol 1978; 51: 556–558

5. Bladbjerg EM, Skouby SO, Andersen LF, Jespersen J. Effects of different progestin regimens in hormone replacement therapy on blood coagulation factor VII and Tissue Factor pathway inhibitor. Hum Reprod 2002; 17: 3235–3241

6. Bloemenkamp KWM, Rosendaal FR, Helmerhorst FM, Koster T, Bertina RM, Vandenbroucke JP. Hemostatic effects of oral contraceptives in women who developed deep-vein thrombosis while using oral contraceptives. Thromb Haemost 1998; 80: 382–387

7. Bloemenkamp KWM, Rosendaal FR, Helmerhorst FM, Vandenbroucke JP. Higher risk of venous thrombosis during early use of oral contraceptives in women with inherited clotting defects. Arch Intern Med 2000; 160: 49–52

8. Bonnar J. Venous thromboembolism and gynecologic surgery. Clin Obstet Gynecol 1985; 28: 432–446

9. Bruni V, Rosati D, Bucciantini S, Verni A, Abbate R, Pinto S, Constanzo G, Constanzo M. Platelet and coagulation functions durino triphasic oestrogen/progestogen treatment. Contraception 1986; 33: 39–46

10. Buchan PC, MacDonald HN. Altered haemorheology in oral-contraceptive users. BMJ 1980; 280: 978–979

11. Collier J. Drugs in the peri-operative period: hormonal contraceptives and hormone replacement therapy. Drug Ther Bull 1999; 37: 78–80

12. Dahm A, van Hylckama Vlieg A, Bendz B, Rosendaal F, Bertina RM, Sandset PM. Low levels of Tissue Factor pathway inhibitor (TFPI) increase the risk of venous thrombosis. Blood 2003; 101: 4387–4392

13. Dainty L, Maxwell GL, Clarke-Pearson DL, Myers ER. Cost-effectiveness of combination thromboembolism prophylaxis in gynecologic oncology surgery. Gynecol Oncol 2004; 93: 366–373

14. Farag AM, Bottoms SF, Mammen EF, Hosni MA, Ali AA, Moghissi KS. Oral contraceptives and the hemostatic system. Obstet Gynecol 1988; 71: 584–588

15. Gitter MJ, Jaeger TM, Petterson TM, Gersh BJ, Silverstein MD. Bleeding and thromboembolism during anticoagulant therapy: a population-based study in Rochester, Minnesota. Mayo Clin Proc 1995; 70: 725–733

16. Guillebaud J. Surgery and the pill. BMJ 1985; 291: 498–499

17. Harris GM, Stendt CL, Vollenhoven BJ, Eng Gan T, Tipping PG. Decreased plasma Tissue Factor pathway inhibitor in women takingcombined oral contraceptives. Am J Haematol 1999; 60: 175–180

18. Heinemann LAJ, Assmann A, DoMinh T, Garbe E and the Transnational Research Group on Oral Contraceptives and the Health of Young Women. Oral progestogen-only contraceptives and cardiovascular risk: results from the Transnational Study on Oral Contraceptives and the Health of Young Women. Eur J Contracept Reprod Health Care 1999; 4: 67–73

19. Heit JA, Silverstein MD, Mohr DN, Petterson TM, O'Fallon WM, Melton LJ. Risk factors for deep vein thrombosis and pulmonary embolism. Arch Intern Med 2000; 160: 809–815

20. Herkert O, Kuhl H, Sandow J, Busse R, Schini-Kerth VB. Sex steroids used in hormonal treatment increase vascular procoagulant activity by inducing thrombin receptor (PAR-1) expression. Role of the glucocorticoid receptor. Circulation 2001; 104: 2826–2831

21. Heyl W, Rath W. Zur Frage der ambulanten Thromboseprophylaxe in der operativen Gynäkologie. Geburtsh Frauenheilk 1997; 57: M153–M155

22. Hoibraaten E, Mowinckel MC, de Ronde H, Bertina RM, Sandset PM. Hormone replacement therapy and acquired resistance to activated protein C: results of a randomized, double-blind, placebo-controlled trial. Br J Haematol 2001; 115: 415–420

23. Hoibraaten E, Qvigstad E, Andersen TO, Hofstad AE, Sandset PM. The effects of hormone replacement therapy (HRT) on haemostatic variables in women with previous venous thromboembolism – results from a randomised double-blind, clinical trial. Thromb Haemost 2001; 85: 775–781

24. Hoibraaten E, Qvigstad E, Arnesen H, Larsen S, Wickström E, Sandset PM. Increased risk of recurrent venous thromboembolism during hormone replacement therapy. Thromb Haemost 2000; 84: 961–967

25. Kakkar VV, Howe CT, Nicolai-Des AN, Renney JTG, Clarke MB. Deep vein thrombosis of the leg. Is there a "high-risk" group? Am J Surg 1970; 120: 525–530

26. Kearon C. Duration of venous thromboembolism prophylaxis after surgery. Chest 2003; 124: 386S–392S

27. Kemmeren JM, Algra A, Meijers JCM, Bouma BN, Grobbee DE. Effects of second and third generation oral contraceptives and respective progestagens on the coagulation system in the absence or presence of the Factor V Leiden mutation. Thromb Haemost 2002; 87: 199–205

28. Kikura M, Takada T, Sato S. Age- and sex-specific incidence, risk, and latency period of a perioperative acute thromboembolism syndrome (PATS). Thromb Haemost 2004; 91: 725–732

29. Kluft C, Lansink M. Effect of oral contraceptives on haemostasis variables. Thromb Haemost 1997; 78: 315–326

30. Kuhl H. Effects of progestogens on haemostasis. Maturitas 1996; 24: 1–19

31. Levine AB, Teppa J, McGough B, Cowchock FS. Evaluation of the prothrombotic state in pregnancy and in women using oral contraceptives. Contraception 1996; 53: 255–257

32. Lowe G, Woodward M, Vessey M, Rumley A, Gough P, Daly E. Thrombotic variables and risk of idiopathic venous thromboembolism in women aged 45–64 years. Thromb Haemost 2000; 83: 530–535

33. Lowe GDO. Venous and arterial thrombosis: epidemiology and risk factors at various ages. Maturitas 2004; 47: 259–263

34. Meijers JCM, Middeldorp S, Tekelenburg W, van den Ende AE, Tans G, Prins MH, Rosing J, Büller HR, Bouma BN. Increased fibrinolytic activity during use of oral contraceptives is counteracted by an enhanced factor XI-independent down regulation of fibrinolysis. Thromb Haemost 2000; 84: 9–14

35. Mellbring G, Dahlgren S, Wiman B. Prediction of deep vein thrombosis after extensive abdominal operations by the quotient between plasmin-a2-antiplasmin complex and fibrinogen concentration in plasma. Surg Gynecol Obstet 1985; 161: 339–342

36. Miller J, Chan BKS, Nelson HD. Postmenopausal estrogen replacement therapy and risk for venous thromboembolism: a systematic review and meta-analysis for the U.S. Preventive Services Task Force. Ann Intern Med 2002; 136: 680–690

37. Nelson HD, Humphrey LL, Nygren P, Teutsch SM, Allan JD. Postmenopausal hormone replacement therapy. Scientific review. JAMA 2002; 288: 872–881

38. Realini JP, Goldzieher JW. Oral contraceptives and cardiovascular disease: a critique of the epidemiologic studies. Am J Obstet Gynecol 1985; 152: 729–798

39. Robinson GE, Burren T, Mackie IJ, Bounds W, Walshe K, Faint R, Guillebaud J. Changes in hemostasis after stopping the combined contraceptive pill. Implications for major surgery. BMJ 1991; 302: 269–271

40. Rosendaal FR, Helmerhorst FM, Vandenbroucke JP. Female hormones and thrombosis. Arterioscler. Thromb Vasc Biol 2002; 22: 201–210

41. Rosendaal FR, Helmerhorst FM, Vandenbroucke JP. Oral contraceptives, hormone replacement therapy and thrombosis. Thromb Haemost 2001; 86: 112–123

42. Rosendaal FR. Thrombosis in the young: epidemiology and risk factors. A focus on venous thrombosis. Thromb Haemost 1997; 78: 1–6

43. Rosing J, Tans G, Nicolaes GAF, Thomassen MCLGD, van Oerle R, van der Ploeg PMEN, Heijnen P, Hamulyak K, Hemker HC. Oral contraceptives and venous thrombosis: different sensitivities to activated protein C in women using second- and third-generation oral contraceptives. Br J Haematol 1997; 97: 233–238

44. Sabra A, Bonnar J. Hemostatic system changes induced by 50 μg and 30 μg estrogen/progestogen oral contraceptives. J Reprod Med 1983; 28: 85–91

45. Sagar S, Thomas DP, Stamakis JD, Kakkar VV. Oral contraceptives, antithrombin III activity, and postoperative deep-vein thrombosis. Lancet 1976; I: 509–511

46. Scarabin PY, Oger E, Plu-Bureau G, ESTHER Study Group. Differential association of oral and transdermal oestrogen-replacement therapy with venous thromboembolism risk. Lancet 2003; 362: 428–432

47. Shiffman MA. Estrogen and thromboembolic disorders: should patients Stopp hormones

prior to cosmetic surgery? J Women's Health 2003; 12: 853–855

48. Silver D. An overview of venous thromboembolism prophylaxis. Am J Surg 1991; 161: 537–540

49. Tso SC, Wong V, Chan V, Chan TK, Ma HK, Todd D: Deep vein htrombosis and changes in coagulation and fibrinolysis after gynecological operations in Chinese: the effect of oral contraceptives and malignant disease. Br J Haematol 1980; 46: 603–612

50. van der Meer FJM, Rosendaal FR, Vandenbroucke JP, Briet E. Bleeding complications in oral anticoagulant therapy. Arch Intern Med 1993; 153: 1557–1562

51. Vessey M, Mant D, Smith A, Yeates D. Oral contraceptives and venous thromboembolism: findings in a large prospective study. BMJ 1986; 292: 526

52. Vessey MP, Doll R, Fairbairn AS, Glober G. Postoperative thromboembolism and the use of oral contraceptives. BMJ 1970; II: 123–126

53. von Kaulla E, Droegemueller W, Aoki N, von Kaulla KN. Antithrombin III depression and thrombin generation acceleration in women taking oral contraceptives. Am J Obstet Gynecol 1971; 109: 868–873

54. von Kaulla KN. Bed rest, elective surgery, and oral contraceptives. JAMA 1971; 218: 888

55. Weiss G. Risk of venous thromboembolism with third generation oral contraceptives: a review. Am J Obstet Gynecol 1999; 180: S295–301

56. Wesslen S. Small doses of heparin and a new concept of hypercoagulability. Thromb Diath Haemorrh 1974; 33: 81–86

57. Winkler UH. Thromboembolierisiko, hormonelle Kontrazeption und Östrogensubstitution. Gynäkologe 1997; 30: 341–351

58. World Health Organization Collaborative Study of Cardiovascular Disease and Steroid Hormone Contraception. Cardiovascular disease and use of oral and injectable progestogen-only contraceptives and combined injectable contraceptives. Results of an international, multicenter, case-control study. Contraception 1998; 57: 315–324

Erstfassung	1993
Überarbeitung	2004. Gültigkeit im Jahr 2010 bestätigt.
Beteiligte Fachgesellschaften, Arbeitsgemeinschaften und Organisationen	Deutsche Gesellschaft für Gynäkologie und Geburtshilfe Deutsche Gesellschaft für Gynäkologische Endokrinologie und Fortpflanzungsmedizin
Autor	Prof. Dr. med. H. Kuhl, Frankfurt

Deutsche Gesellschaft für Gynäkologie und Geburtshilfe (DGGG),
Arbeitsgemeinschaft Gynäkologische Onkologie (AGO), Deutsche Hodgkin
Studiengruppe (DHSG), Deutsche Gesellschaft für Senologie (DGS)

Fertilitätsprotektion bei onkologischen Patientinnen

Stellungnahme

Inhaltsverzeichnis

1   Einleitung

Die steigenden Überlebensraten bei onkologischen Erkrankungen und die Fortschritte der Reproduktionsmedizin haben zur Entwicklung verschiedener fertilitätsprotektiver Techniken geführt. Empfehlungen zur Anwendung dieser Techniken können jedoch nicht pauschal formuliert werden, sondern bedürfen immer einer individuellen Einschätzung seitens der Onkologen hinsichtlich der Prognose der Erkrankung, der Art und Dringlichkeit der Chemotherapie, seitens der Reproduktionsmediziner hinsichtlich der Durchführbarkeit und Effizienz der fertilitätsprotektiven Techniken und seitens der Patientinnen und ihren Partnern hinsichtlich der individuellen Bedürfnisse. Da die Maßnahmen bis auf die Transposition der Ovarien in der Regel nicht von der Krankenkasse übernommen werden, ist auch eine Entscheidung im Hinblick auf die damit verbundenen finanziellen Belastungen erforderlich.

Im Folgenden werden zunächst die wesentlichen fertilitätsprotektiven Techniken beschrieben und im Anschluss deren Anwendung bei Mammakarzinomen, Hodgkin-Lymphomen und Borderline-Tumoren der Ovarien dargestellt.

2 Allgemeine Empfehlungen

- Eine Beratung hinsichtlich fertilitätsprotektiver Maßnahmen sollte bei allen Frauen zwischen ca. 14 und ca. 40 Jahren, die eine zytotoxische Therapie mit einer relevanten Wahrscheinlichkeit einer Ovarialfunktionsstörung erhalten, von in der Reproduktionsmedizin geschulten Ärzten in Abstimmung mit den behandelnden Onkologen erfolgen.
- In die Beratung müssen alle anwendbaren Methoden einfließen.
- Alle Beratungen und Behandlungen einschließlich auftretender Komplikationen sollten dokumentiert werden.
- Die Durchführung fertilitätsprotektiver Maßnahmen darf nicht die Effektivität der onkologischen Therapie reduzieren und darf zu keiner relevanten Gefährdung der Patientin führen.

3 Empfehlungen zu fertilitätsprotektiven Techniken

3.1 Transposition der Ovarien

Indikation
Radiatio des Beckens, welche mit einer hohen Wahrscheinlichkeit zu einem prämaturen Ovarialversagen führen wird.

Eine Radiatio mit 2 Gray führt zu einem Verlust von ca. 50% der Primordialfollikel (31). Bei einer Radiatio mit 15 Gray tritt bei Frauen ≥ 20 Jahren mit einer fast 100%igen Sicherheit ein prämatures Ovarialversagen ein (33).

Beschreibung
Zur Erlangung einer größtmöglichen Distanz zum Hauptbestrahlungsfeld wird in der Regel das mobilisierte Ovar nach kraniolateral geschwenkt, fixiert und mit Clips markiert. Da es trotz Transposition zu einem Verlust der Ovarfunktion kommen kann, wird zusätzlich die Kryokonservierung von Ovargewebe empfohlen.

Erfolgschance
Gemäß publizierter Literatur beträgt die Rate an Patientinnen mit regulär ovulatorischen Zyklen bei dieser Technik und bei Patientinnen unter 40 Jahren nach einer Radiatio bis zu 85% (9).

Risiken
Abgesehen von einer 15%igen Versager-Quote (Patientinnen mit POF [premature ovarian failure] nach Radiatio trotz Transposition) wurden in der Literatur post-operativ unspezifische Unterbauchbeschwerden berichtet, welche in den meisten Fällen ovariellen

Zysten bzw. peritonealen Adhäsionen zugeschrieben wurden. Eine Schmerzsymptomatik machte bei insgesamt 9 von 51 der Patientinnen eine operative Revision zur Linderung der Beschwerden notwendig (2).

3.2 Ovarielle Stimulation und Kryokonservierung unfertilisierter und fertilisierter Oozyten

Indikation und Voraussetzungen
* Postmenarchale Frauen bis maximal 40 Jahre, die eine zytotoxische oder anderweitige Therapie erhalten, welche mit einer relevanten Wahrscheinlichkeit zu einem prämaturen Ovarversagen oder zu einem Verlust der Ovarien führen kann.
* Zeitfenster bis zum Beginn der zytotoxischen Therapie mindestens 2 Wochen.

Beschreibung – Ovarielle Stimulation
* Bei Stimulationsbeginn während der Menstruation: Durchführung eines klassischen Antagonistenprotokolls oder eines klassischen Short-Protokolls,
* bei Stimulationsbeginn in allen anderen Zyklusphasen: Antagonisten sofort und zeitgleich rekombinantes Follikel-stimulierendes Hormon (FSH) (29),
* Ovulationsinduktion bei drohendem OHSS mit 0,2 mg Triptorelin (11),
* Bei östrogenabhängigen Tumoren kann die Stimulation mit täglich 5 mg Letrozol kombiniert werden (26), welches zeitgleich mit dem Gonadotropin appliziert wird.

Zur Erhöhung der Effektivität der fertilitätsprotektiven Maßnahmen besteht die Möglichkeit, zuerst laparoskopisch Ovargewebe zu entnehmen und ca. 2 Tage später die ovarielle Stimulation zu starten (21). Bei einer Kombination mit GnRH-Agonisten können diese zum Zeitpunkt der Ovulationsinduktion appliziert werden. Die zytotoxische Therapie kann 1–2 Tage nach der Follikelaspiration gestartet werden. Ein Beginn der Chemotherapie vor einer Rückbildung der Ovarien führte im Tierversuch nicht zu einer stärkeren Schädigung der Ovarien (22).

Beschreibung – Kryokonservierung fertilisierter und unfertilisierter Oozyten
Zur Reduzierung des Risikos eines Fertilisationsversagens sollte bis auf begründete Ausnahmen – unabhängig vom Spermiogramm – eine ICSI durchgeführt werden.

Für eine Kryokonservierung unfertilisierter Oozyten werden diese durch ein langsames Einfrierverfahren („slow freezing") oder Vitrifikation konserviert. Nach derzeitiger Datenlage scheint die Vitrifikation effektiver zu sein (6, 12). Eine Kryokonservierung unfertilisierter Oozyten per Vitrifikation sollte nur durchgeführt werden, wenn durch interne Kontrollen nachgewiesen wurde, dass die Technik beherrscht wird.

Nach dem Register von FertiPROTEKT wurden 2007 und 2008 bei 132 Stimulationszyklen im Durchschnitt 10 Oozyten gewonnen (19). Daten zur Überlebens- und Implantationsrate von fertilisierten und unfertilisierten Oozyten, die vor einer zytotoxischen Therapie konserviert wurden, liegen noch nicht vor.

Das Deutsche IVF-Register (DIR) wies 2007 nach einer Kryokonservierung von Vorkernstadien eine klinische Schwangerschaftsrate pro Embryo von 10,1% aus (15). Nach einer Kryokonservierung von unbefruchteten Oozyten hat jede aufgetaute, überlebende Eizelle ein Implantationspotenzial von 6–8% sowohl für die Vitrifikation als auch für die neuen und adaptierten langsamen Einfrierprotokolle (12). Ergänzend zur Kryokonservierung von Eizellen kann im Einzelfall eine zusätzliche Kryokonservierung von Ovarialgewebe die Effektivität der fertilitätserhaltenden Therapie erhöhen (21).

Risiken
Relevante Risiken sind das ovarielle Überstimulationssyndrom (OHSS) oder die Gewinnung immaturer Oozyten mit einem geringen Fertilisationspotenzial. Nach dem Komplikationsregister von FertiPROTEKT (19) trat bei 132 Patientinnen nur in einem Fall ein OHSS auf, welches zu einer Verschiebung der Chemotherapie führte.

3.3 Kryokonservierung von Ovargewebe

Indikation und Voraussetzung
* Mädchen und Frauen bis ca. 35 Jahre, die eine zytotoxische Therapie oder anderweitige Therapie erhalten, welche mit einer relevanten Wahrscheinlichkeit zu einem prämaturen Ovarversagen führen kann,
* bei einer onkologischen Erkrankung Ausschluss einer ovariellen Metastasierung mittels Bildgebung,
* Ausschluss einer solchen onkologischen Erkrankung, die mit einem hohen Risiko einer ovariellen Metastasierung assoziiert ist (hämatologische Neoplasie, metastasiertes Mammakarzinom, Ovarialkarzinom etc.),
* Zeitfenster bis zum Beginn der zytotoxischen Therapie mindestens 3 Tage,
* risikoarme Intubation und Operation der Patientin möglich (Cave: mediastinale Tumoren bei Hodgkin-Lymhomen).

Entnahme von Ovargewebe
Die Gewinnung des Ovarialgewebes erfolgt – wenn möglich – laparoskopisch. Die Menge des zu entnehmenden Gewebes richtet sich nach der zu erwartenden Wahrscheinlichkeit des Verlustes aller Eizellen. Eine histologische Untersuchung einer Referenzprobe (Ausschluss von Tumorzellen, Nachweis von Follikeln), z. B. im Rahmen der Operation, ist erforderlich.

Der kurzzeitige Transport (< 1 h) des entnommenen Gewebes erfolgt in Transportmedium auf Eis. Der Transport von der Entnahmeeinrichtung zur Gewebebank ist auch über einen längeren Zeitraum (< 20 h) möglich (3, 25).

Retransplantation

Wenn möglich, sollte die Transplantation orthotop erfolgen, da diese die größten Erfolgschancen hat (17). Die Transplantation sollte frühestens zwei Jahre nach Behandlungsabschluss in Abstimmung mit den behandelnden Onkologen erfolgen, wenn sich das Rezidivrisiko deutlich vermindert hat.

Erfolgschancen

Bisher wurden zehn Schwangerschaften publiziert. Vier Schwangerschaften führten zu einem Abort und sechs Schwangerschaften zu einer Geburt. Das Gewebe dieser Patientinnen war maximal sechs Jahre gelagert worden. Zwei der Patientinnen wurden per Laparotomie transplantiert. Die anderen Patientinnen erhielten eine Transplantation per Laparoskopie. Fünf Schwangerschaften traten spontan ein und fünf erforderten eine IVF.

Nach heterotoper und orthotoper Transplantation wurden insgesamt 13 Embryonen transferiert. Fünf Schwangerschaften traten ein, drei davon führten zu einer Geburt.

Das maximale Alter der Patientinnen, deren Transplantation zu einer Geburt führte, betrug zum Zeitpunkt der Kryokonservierung des Ovargewebes 28 Jahre. Entsprechend wird als Altersgrenze bei der Kryokonservierung von Ovargewebe ein Alter von ca. 35 Jahren empfohlen (30).

Risiken

Risiken sind Komplikationen bei der Operation und das Risiko einer unsachgemäßen Kryokonservierungs- und Auftautechnik, die zu einem unzureichenden Wachstum des Gewebes nach einer Transplantation führen können. Ein weiteres Risiko ist die Retransplantation von Tumorgewebe, welches bei einem Mammakarzinom und Hodgkin-Lymphom bisher nicht beobachtet wurde (30).

Bei einer hämatologischen Neoplasie oder einem hohen Risiko einer ovariellen Metastasierung ist das Risiko einer Remetastasierung bei einer Retransplantation unkalkulierbar (24) und sollte deswegen derzeit nicht durchgeführt werden.

3.4 GnRH-Agonisten

Indikation

Postmenarchale Frauen bis ca. 40 Jahre, die eine Chemotherapie erhalten, welche mit einer relevanten Wahrscheinlichkeit zu einem prämaturen Ovarversagen führen kann.

Da GnRH-Agonisten und -Antagonisten laut internationaler Literatur zwar eine Wirkung zu haben scheinen, der endgültiger Beweis einer Wirksamkeit aber noch nicht erbracht wurde, ist die Gabe dieser Medikamente zwar individuell zu erwägen, aber nicht generell zu empfehlen. Daher sollen zusätzlich zu medikamentösen Maßnahmen auch andere Techniken in Kombination erwogen werden.

Beschreibung – GnRH-Agonisten (GnRHa)

GnRHa bewirken nach einer initialen Freisetzung der Gonadotropine („Flare-up-Effekt") eine Downregulation des GnRH-Rezeptors, gefolgt von einem Hypogonadismus. Mögliche weitere protektive Mechanismen für die Gonaden werden diskutiert (10).

Der „Flare-up-Effekt" der GnRHa dauert ca. eine Woche, so dass GnRHa mindestens eine Woche vor Beginn der Chemotherapie appliziert werden sollten. Ob eine spätere Anwendung (kurz vor oder nach Beginn der Chemotherapie) hilfreich ist, lässt sich derzeit nicht entscheiden. Die Wirkung der GnRHa sollte mindestens noch 1–2 Wochen nach der Gabe des letzten Chemotherapiezyklus anhalten.

Erfolgschancen

Bei zwölf Studien zwischen 1966–2/2008 (nur zwei davon randomisiert) zeigte sich bei 234 Patientinnen nach Chemotherapie in 59% der Fälle ein prämatures Ovarialversagen vs. 9% nach Kombination der Chemotherapie mit einem GnRHa (n = 345) (7). Eine Zusammenfassung von neun Studien (1980–2008) bestätigte diese Aussage mit einer POF-Rate von 55,5% vs. 11,1% (n = 189 vs. n = 225) (10).

Eine erste publizierte prospektiv randomisierte Untersuchungen zur Anwendung beim Menschen wurde kürzlich publiziert (5). 80 Mammakarzinom-Patientinnen erhielten entweder GnRHa oder keine GnRHa. Nach 8 Monaten menstruierten in der GnRHa-Gruppe 89,6% der Patientinnen, in der Kontrollgruppe 33,3%.

Risiken

Eine Nebenwirkung der GnRHa können klimakterische Beschwerden sein. Diese Beschwerden sind zeitverzögert, aber auch unter einer alleinigen Chemotherapie möglich. Eine Behandlung mit GnRHa über 6 Monate führt zu einer Reduktion der Knochenmasse (27). Theoretisch besteht das Risiko einer Minderung des onkologischen Therapieeffektes durch GnRHa-Anwendung bei Östrogenrezeptor-positiven Mammakarzinomen. Eindeutige Beweise für oder gegen diese Hypothese gibt es jedoch nicht. Da die Datenlage unklar ist, sollten GnRHa bei Östrogenrezeptor-positiven Erkrankungen nicht oder nur nach einer sorgfältigen Nutzen-Risiko-Kalkulation eingesetzt werden. Eine ausführlichere Darstellung der Problematik findet sich in der AGO-Leitlinie „Mammakarzinom" (1).

4   Empfehlungen zu relevanten Erkrankungen

4.1   Mammakarzinom

Risiko einer Therapie-induzierten Amenorrhoe

Das Risiko für eine Chemotherapie-induzierte Amenorrhoe ist aufgrund der begrenzten Datenlage nur bedingt abschätzbar. Tabelle 1 subsumiert die vorliegenden Studien und ermöglicht eine grobe, altersabhängige Einschätzung des Risikos. Für Taxane, monoklonale Antikörper, Avastin, Lapatinib, Herceptin und Gemzar ist die Datenlage für eine Risikokalkulation unzureichend.

Möglichkeiten der Fertlitätsprotektion

Die Möglichkeiten der Fertilitätsprotektion sind in Tabelle 2 dargestellt.

In der adjuvanten Situation, d. h. nach Entfernung des Tumors, ist das Zeitfenster von der Diagnosestellung bis zum Beginn der Chemotherpie in der Regel ≥ 2 Wochen, so dass theoretisch alle verfügbaren fertilitätsprotektiven Maßnahmen angeboten werden können. Bei der neoadjuvanten Therapie ist das verfügbare Zeitfenster kleiner, so dass meistens eine hormonelle Stimulation mit einer Konservierung von Oozyten/Pronukleusstadien nicht möglich ist.

Bei einem Rezeptor-positiven Mammakarzinom ist die Datenlage hinsichtlich des Risikos einer hormonellen Stimulation unzureichend. Theoretisch besteht das Risiko einer Tumorprogression unter erhöhten Estradiolspiegeln. Gegen diese Annahme spricht jedoch, dass die Patientinnen auch ohne Durchführung einer fertilitätsprotektiven Maßnahme ihren Menstruationszyklus bis zur Chemotherapie behalten und somit weiterhin eine endogene Estradiolsynthese aufweisen. Weiterhin zeigte eine Studie bei 91 Patientinnen, die nach einem Mammakarzinom schwanger wurden, kein erhöhtes Rezidivrisiko (28).

Da das Rezidivrisiko letztlich noch ungeklärt ist, muss bei einem Rezeptor-positiven Mammakarzinom eine ovarielle Stimulation nach einer sorgfältigen Nutzen-Risiko-Analyse mit den behandelnden Onkologen ausführlich mit der Patientin diskutiert werden.

Alternativ kann die Stimulationsbehandlung mit Aromatasehemmern kombiniert werden (26). Unter dieser Behandlung steigen die Estradiolwerte signifikant geringer an. Ein erhöhtes Risiko für ein Rezidiv eines Mammakarzinoms konnte bei 79 Patientinnen unter dieser Therapie bisher nicht festgestellt werden (4). Bestehen keine Einwände gegen eine ovarielle Stimulation, so kann diese auch mit der Kryokonservierung von Ovargewebe kombiniert werden (21).

Eine Behandlung mit GnRH-Agonisten dürfte risikolos bei einem Rezeptor-negativen Mammakarzinom möglich sein. Liegt ein Rezeptor-positives Mammakarzinom vor, so ist theoretisch nicht ausgeschlossen, dass die niedrigen Estradiolwerte unter einer GnRH-Agonisten-Therapie zu einem verringerten Ansprechen der Tumorzellen auf die Chemotherapie führen. Die Datenlage hinsichtlich dieser Annahme ist jedoch unzureichend. Aufgrund dessen muss bei einem Rezeptor-positiven Mammakarzinom eine GnRH-Agonisten-Behandlung nach einer sorgfältigen Nutzen-Risiko-Analyse mit den behandelnden Onkologen ausführlich mit der Patientin diskutiert werden.

Tab. 1: Mammakarzinom: Chemotherapie-assoziiertes Amenorrhoe-Risiko (A = Doxorubicin; C = Cyclophosphamid; E = Epirubicin; F = 5-Fluorouracil; M = Methotrexat (modifiziert nach [32]).

Alter	Chemotherapie	Amenorrhoerate
> 40 Jahre < 40 Jahre	6 x CMF, 6x FEC, 6x FAC High-dose EC	> 80% (Hohes Risiko)
30-39 Jahre > 40 Jahre	6 x CMF, 6x FEC, 6x FAC 4 x AC	20-80% (Mittleres Risiko)
< 30 Jahre < 40 Jahre	6 x CMF, 6x FEC, 6x FAC 4 x AC	< 20% (Niedriges Risiko)

Tab. 2: Mammakarzinom: Fertilitätsprotektive Maßnahmen in Abhängigkeit vom Rezeptor-Status und onkologischer Therapieplanung bei Frauen mit einem mittleren und hohen Risiko für eine Amenorrhoe (vgl. Tab. 1).

Maßnahme	Adjuvanz (nach Tumorentfernung)		Neoadjuvanz	
	HR neg.	HR pos.	HR-neg.	HR-pos.
Hormonelle Stimulation & Oozyten- / Pronukleus-Konservierung	+	(+) (ggf. in Kombination mit Letrozol)	(+) (ggf. in Kombination mit Letrozol)	-
Ovargewebe-Konservierung	+	+	+	+
Kombination Hormonelle Stimulation & Ovargewebe-Konservierung	+	(+) (ggf. in Kombination mit Letrozol)	(+) (ggf. in Kombination mit Letrozol)	-
GnRHAgonisten	+	-	+	-

4.2 Hodgkin-Lymphom

Risiko einer Therapie-induzierten Amenorrhoe

Das Risiko für eine Chemotherapie-induzierte Amenorrhoe ist aufgrund der begrenzten Datenlage nur bedingt abschätzbar. Tabelle 3 ermöglicht eine grobe, altersabhängige Abschätzung des Risikos.

Möglichkeiten der Fertilitätsprotektion

Die Möglichkeiten der Fertilitätsprotektion sind in Tabelle 4 dargestellt. Aufgeführt sind nur die Therapien, die derzeit von der Deutschen Hodgkin-Studiengruppe durchgeführt werden.

Das Risiko einer Schädigung der Gonaden unter einer Behandlung nach dem ABVD-Schema ist niedrig, so dass in einem solchen Fall fertilitätsprotektive Maßnahmen in der Regel nicht erforderlich sind.

Bei einer Behandlung nach dem BEACOPP- oder BEACOPP-eskaliert-Schema ist individuell und altersadaptiert eine Nutzen-Risiko-Analyse mit den Onkologen und der Patientin vorzunehmen und ggf. eine fertilitätsprotektive Behandlung einzuleiten.

Soll Ovargewebe kryokonserviert werden, so muss bei einem mediastinalen Tumor ein ggf. erhöhtes Anästhesierisiko in die Überlegungen einbezogen werden. Ansonsten ist bei einem Zeitfenster von ≥ 2 Wochen jede Form der Fertilitätsprotektion alleine oder in Kombination möglich.

Tab. 3: Hodgkin-Lymphom-Chemotherapie-induzierte Amenorrhoe-Raten (A=Adriamycin; B=Bleomycin; C=Cyclophosphamid; E=Etoposid; O=Oncovin; P=Procarbacin & Prednison V=Vinblastin;) (modifiziert nach Behringer et al., 2005).

Alter	Chemotherapie	Amenorrhoerate
≥ 30 Jahre < 30 Jahre	2 x ABVD (HD 7, Arm B)	0 % 5,6 %
≥ 30 Jahre < 30 Jahre	2 x COPP/ABVD (HD 8)	12,2% 3,5 %
≥ 30 Jahre < 30 Jahre	4x COPP /ABVD (HD 9 A)	53,3 % 23,5%
≥ 30 Jahre < 30 Jahre	8 x BEACOPP (HD 9, Arm B)	42,1 % 11,8%
≥ 30 Jahre < 30 Jahre	8 BEACOPP eskaliert (HD 9, Arm C)	70,4 % 40,4 %

Tab. 4: Hodgkin-Lymphom: Fertilitätsprotektive Maßnahmen bei den aktuell von der Deutschen Hodgkin Studiengruppe durchgeführten Chemotherapien.

Maßnahme	ABVD	BEACOPP	BEACOPP eskaliert
Hormonelle Stimulation & Oozyten- / Pronukleus-Konservierung	-	+	+
Ovargewebe-Konservierung	-	+	+
Kombination Hormonelle Stimulation & Ovargewebe-Konservierung	-	+	+
GnRH-Agonisten	(+)	+	+

4.3 Borderline-Tumoren des Ovars

Onkologische Therapien
Die Standard-Therapie dieser Erkrankung besteht in der operativen Sanierung (16).

Bei unilateralem Befall und bestehendem Kinderwunsch kann ein makroskopisch unauffälliges kontralaterales Ovar mit Tube und Uterus erhalten bleiben.

Eine ovarschädigende Biopsie des unauffälligen kontralateralen Ovars schließt bei negativer Histologie einen tatsächlichen Befall des Ovars nicht zuverlässig aus, so dass diese operative Maßnahme nicht sinnvoll ist. Im Falle von bilateralen Tumoren ist die ovarerhaltende Exstirpation nach Aufklärung über ein erhöhtes Rezidiv-Risiko vertretbar.

Möglichkeiten der Fertilitätsprotektion
Ovarielle Stimulation und Kryokonservierung von Oozyten/Pronukleusstadien

Bei Patientinnen nach einer fertilitätserhaltenden Operation scheint eine ovarielle Stimulation zur Entnahme von Eizellen im Vergleich zu einer historischen Kontrollgruppe mit einem signifikant erhöhten Rezidiv-Risiko assoziiert zu sein (OR 1,97, 95% KI 1,19–2,75) (14). Einschränkend ist zu erwähnen, dass ein Vergleich beider Gruppen aufgrund eines unterschiedlichen Stagings und den damit verbundenen unterschiedlichen Tumorstadien nur bedingt möglich ist und somit die Ergebnisse mit Zurückhaltung interpretiert werden müssen.

Dennoch ist die Patientin darüber aufzuklären, dass eine Stimulationsbehandlung evtl. mit einem erhöhten Rezidiv-Risiko assoziiert ist. Dieses vermeintlich erhöhte Rezidiv-Risiko scheint jedoch die exzellente Prognose der Patientinnen insgesamt nicht negativ zu beeinflussen.

Kryo-Konservierung von Ovargewebe

In der internationalen Literatur wird die Kryokonservierung von Ovargewebe von einzelnen Arbeitsgruppen empfohlen (18). Sollte das Gewebe zu einem späteren Zeitpunkt retransplantiert werden, ist eine Retransplantation von Borderline-Gewebe oder die De-novo-Ausbildung von einem Borderline-Tumor jedoch nicht auszuschliessen. Entsprechend muss die Patientin über dieses Risiko aufgeklärt werden, und es sollte nur Gewebe konserviert werden, welches mit großer Wahrscheinlichkeit kein Borderline-Gewebe enthält.

Grundsätzlich ist einer spontan eintretenden Schwangerschaft nach einer fertilitätserhaltenden Operation oder einer ovariellen Stimulation gegenüber der Kryokonservierung von Ovargewebe der Vorzug zu geben, um die Ovarreserve durch die Entfernung von Ovargewebe nicht noch weiter zu reduzieren.

5 Literatur

1. AGO e.V. 2009. www.ago-online.org/index.php?site = mamma_guide&lang = de

2. Anderson B, LaPolla J, Turner D, Chapman G, Buller R. Ovarian transposition in cervical cancer. Gynecol Oncol 1993; 49: 206–214

3. Andersen CY, Rosendahl M, Byskov AG, Loft A, Ottosen C, Dueholm M, Schmidt KL, Andersen AN, Ernst E. Two successful pregnancies following autotransplantation of frozen/thawed ovarian tissue. Hum Reprod 2008; 23: 2266–2272

4. Azim AA, Costantini-Ferrando M, Oktay K. Safety of fertility preservation by ovarian stimulation with letrozole and gonadotropins in patients with breast cancer: a prospective controlled study. J Clin Oncol 2008; 26: 2630–2635

5. Badawy A Elnashar A, El-Ashry M, Shahat M. Gonadotropin-releasing hormone agonists for prevention of chemotherapy-induced ovarian damage: prospective randomized study. Fertil Steril 2009; 91: 694–697

6. Barritt J, Luna M, Duke M, Grunfeld L, Mukheerje T, Sandler B, Copperman AB. Report of four donor-recipient oocyte Cryopreservation cycles resulting in high pregnancy and implantation rates. Fertil Steril 2007; 87: 189e13–17

7. Beck-Fruchter R, Weiss A, Shalev E. GnRH agonist therapy as ovarian protectants in female patients undergoing chemotherapy: a review of the clinical data. Hum Reprod Update 2008; 14: 553–561

8. Behringer K, Breuer K, Reineke T, May M, Nogova L, Klimm B, Schmitz T, Wildt L, Diehl V, Engert A; German Hodgkin's Lymphoma Study Group. Secondary amenorrhea after Hodgkin's lymphoma is influenced by age at treatment, stage of disease, chemotherapy regimen, and the use of oral contraceptives during therapy: a report from the German Hodgkin's Lymphoma Study Group. J Clin Oncol 2005; 23: 7555–7564

9. *Bisharah M, Tulandi T. Laparoscopic preservation of ovarian function: an underused procedure. Am J Obstet Gynecol 2003; 188: 367–370*

10. *Blumenfeld Z, von Wolff M. GnRH-analogues and oral contraceptives for fertility preservation in women during chemotherapy. Hum Reprod Update 2008; 14: 543–552*

11. *Bodri D, et al. Triggering with human chorionic gonadotropin or a gonadotropin-releasing hormone agonist in gonadotropin-releasing hormone antagonist-treated oocyte donor cycles: findings of a large retrospective cohort study. Fertil Steril 2008; Mar 24. [Epub ahead of print]*

12. *Cobo A, Bellver J, Domingo J, Pérez S, Crespo J, Pellicer A, Remohi J. New options in assisted reproduction technology: the Cryotop method of oocyte vitrification. RBMOnline 2008; 17: 68–72*

13. *Danforth DR, Arbogast LK, Friedman CI. Acute depletion of murine primordial follicle reserve by gonadotropin-releasing hormone antagonists. Fertil Steril 2005; 83: 1333–1338*

14. *Denschlag D, von Wolff M, Amant F, Kesic V, Reed N, Schneider A, Rodolakis A. Fertility preservation in borderline ovarian neoplasm (tumor of low malignant potential): Ovarian stimulation and oocyte retrieval after conservative surgery. In press*

15. *Deutsches IVF-Register. D.I.R.-Jahrbuch 2007. www.deutsches-ivf-register.de*

16. *DGGG-Leitlinie Diagnostik und Therapie maligner Ovarialtumoren. www.dggg.de/_download/unprotected/g_01_02_05_diagnostik_therapie_maligner_ovarialtumoren.pdf*

17. *Dittrich R, Mueller A, Maltaris T, Hoffmann I, Magener A, Oppelt PG, Beckmann MW. Hormonal and histologic findings in human cryopreserved ovarian autografts. Fertil Steril 2009; 91: 1503–1506*

18. *Fain-Kahn V, Poirot C, Uzan C, Prades M, Gouy S, Genestie C, Duvillard P, Morice P. Feasibility of ovarian cryopreservation in borderline ovarian tumours. Hum Reprod 2009; 24 (4): 850–855. Epub 19.12.2008*

19. *FertiPROTEKT. Website des „Netzwerks für Fertilitätsprotektion bei Chemo- und Strahlentherapien", www.fertiprotekt.de. Inhaltlich Verantwortlicher: Prof. Dr. Michael von Wolff. Installiert 1/2007, Letzte Überarbeitung 3/2009*

20. *Gershenson DM, Silva EG, Tortolero-Luna G, Levenback C, Morris M, Tornos C. Serous borderline tumors of the ovary with noninvasive peritoneal implants. Cancer 1998; 83: 2157–2163*

21. *Huober-Zeeb C, Lawrenz B, Popovici RM, Strowitzki T, Germeyer A , Stute P, von Wolff M. Improving fertility preservation in cancer: Ovarian tissue cryobanking followed by ovarian stimulation can be efficiently and safely combined. Fertil Steril, submitted*

22. *Maman E, Prokopis K, Levron J, Carmely A, Dor J, Meirow D. Does controlled ovarian stimulation prior to chemotherapy increase primordial follicle loss and diminish ovarian reserve? An animal study. Hum Reprod 2009; 24: 206–210*

23. *Mardesic T et al. Protocol combining GnRH agonists and GnRH antagonists for rapid suppression and prevention of gonadal damage during cytotoxic therapy. Eur J Gynaecol Oncol 2004; 25: 90–92*

24. *Meirow D, Hardan I, Dor J, Fridman E, Elizur S, Ra'anani H, Slyusarevsky E, Amariglio N, Schiff E, Rechavi G, Nagler A, Ben Yehuda D. Searching for evidence of disease and malignant cell contamination in ovarian tissue stored from hematologic cancer patients. 2008; 23: 1007–1013*

25. Montag M, Tolba R, Schulz M, Sadek F, van der Ven H. Untersuchungen zum Einfluss des Mediums auf den Transport von Ovarialgewebe im Rahmen der Fertilitätsprotektion. J Reprod & Endokrinol 2007; 5: 264

26. Oktay K. et al. Letrozole reduces estrogen and gonadotropin exposure in women with breast cancer undergoing ovarian stimulation before chemotherapy. J Clin Endocrinol Metab 2006; 91: 3885–3890

27. Olive DL. Gonadotropin-releasing hormone agonists for endometriosis. N Engl J Med 2008; 359: 1136–1142.

28. Sankila R, Heinävaara S, Hakulinen T. Survival of breast cancer patients after subsequent term pregnancy: „healthy mother effect". Am J Obstet Gynecol 1994; 170: 818–823

29. von Wolff M et al. Ovarian stimulation to cryopreserve fertilized oocytes in cancer patients can be started in the luteal phase. Fertil Steril 2008; Oct 16 [Epub ahead of print]

30. von Wolff M, et al. Cryopreservation and autotransplantation of human ovarian tissue prior to cytotoxic therapy – A technique in its infancy but already successful in fertility preservation. Eur J Cancer 2009; Mar 3 [Epub ahead of print]

31. Wallace WH, Thomson AB, Kelsey TW. The radiosensitivity of the human oocyte. Hum Reprod 2003; 18: 117–121

32. Walshe JM, Denduluri N, Swain S. Amenorrhea in premenopausal women after adjuvant chemotherapy for breast cancer. J Clin Oncol 2006; 24: 5769–5779

33. Wo JY, Viswanathan AN. Impact of radiotherapy on fertility, pregnancy, and neonatal outcomes in female cancer patients. Int J Radiat Oncol Biol Phys 2009; 73: 1304–1312

Erstfassung	2010
Beteiligte Fachgesellschaften, Arbeitsgemeinschaften und Organisationen	Deutsche Gesellschaft für Gynäkologie und Geburtshilfe · Arbeitsgemeinschaft Gynäkologische Onkologie Deutsche Gesellschaft für Senologie Deutsche Hodgkin Studiengruppe
Autoren	Prof. Dr. med. M. v.Wolff, Bern (Schweiz) (Federführung) Dr. med. K. Behringer, Köln PD Dr. med. D. Denschlag, Freiburg PD Dr. rer. nat. R. Dittrich, Erlangen PD Dr. med. C. Dorn, Hamburg Dr. med. I. Hoppe, Jena Dr. med. A. Jantke, Berlin PD Dr. med. S. Kissler, Düsseldorf PD Dr. med. M. Korell, Duisburg Dr. med. B. Lawrenz, Tübingen PD Dr. med. M. Montag, Bonn Prof. Dr. med. F. Nawroth, Hamburg Dr. med. B. Rösing, Bonn Prof. Dr. med. J. Sehouli, Berlin Prof. Dr. med. D. Wallwiener, Tübingen Dipl.-Biol. W. Weber, Leipzig
Anmerkung	Eine S2-Leitlinie zum Thema „Fertilitätserhalt" ist in Vorbereitung, siehe 2.2.5, S. 153

Verzeichnis der Leitlinienkoordinatoren und Erstautoren

Prof. Dr. med. Lothar **Heilmann**
Kinderwunschzentrum Wiesbaden
Mainzer Straße 98–102
D – 65189 Wiesbaden

Prof. Dr. med. Jürgen **Kleinstein**
Universitätsklinikum
Klinik für Reproduktionsmedizin und
Gynäkologische Endokrinologie
Gerhart-Hauptmann-Straße 35
D – 39108 Magdeburg

Dr. med. Helmut **Kleinwechter**
Alter Markt 11
D – 24103 Kiel

Prof. Dr. med. Herbert **Kuhl**
D – 63741 Aschaffenburg

PD Dr. med. Markus S. **Kupka**
Universitätsklinikum
Klinik und Poliklinik für
Frauenheilkunde und Geburtshilfe
Maistraße 11
D – 80337 München

Prof. Dr. med. Olaf **Ortmann**
Caritas-Krankenhaus St. Josef
Frauenklinik
Landshuter Straße 65
D – 93053 Regensburg

PD Dr. med. Ute **Schäfer-Graf**
St. Joseph-Krankenhaus
Berliner Diabeteszentrum
für Schwangere
Klinik für Gynäkologie und Geburtshilfe
Bäumerplan 24
D – 12101 Berlin

Prof. Dr. phil. Bernhard **Strauss**
Universitätsklinikum
Klinik für Psychiatrie und
Internistische Psychotherapie
Steubenstraße 4
D – 07740 Jena

Dr. med. Andreas **Tandler-Schneider**
Fertility Center Berlin
Spandauer Damm 130
D – 14050 Berlin

Prof. Dr. med. Uwe **Ulrich**
Martin-Luther-Krankenhaus
Klinik für Gynäkologie und Geburtshilfe
Caspar-Theyß-Straße 27–31
D – 14193 Berlin

Prof. Dr. med. Michael **von Wolff**
Universitäts-Frauenklinik
Inselspital
Effingerstrasse 102
CH - 3010 Bern